Ruth Weiss

Meine Schwester Sara

Cornelia Zenner • Günter Krapp

Vorschlag: Kopiere dir diesen Zeilen-Anzeiger, schneide ihn aus und foliere ihn.

Zeilen-Anzeiger

Ruth Weiss, Meine Schwester Sara

1 2 3 4 5 6 7 8 9 10 11 12 13 14 15 16 17 18 19 20 21 22 23 24 25 26 27 28 29 30 31 32 33

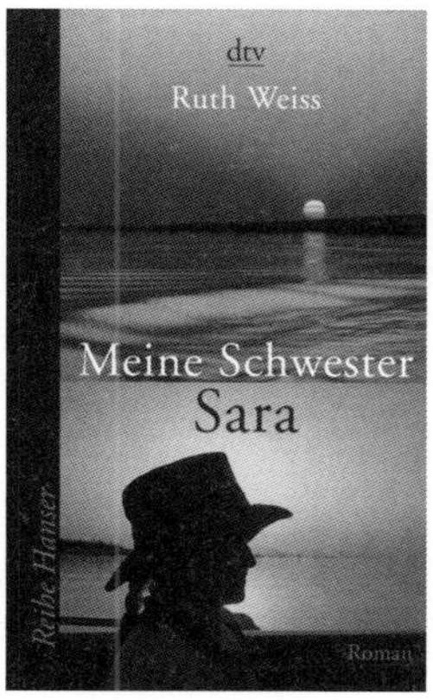

Die Seitenangaben beziehen sich auf das Taschenbuch:
Ruth Weiss
„Meine Schwester Sara“
(320 S.), Reihe Hanser, dtv
ISBN: 978-3-423-62169-4

Bestell-Nr.: tbSara

Schülerheft

Krapp & Gutknecht

Inhaltsverzeichnis

„Jeder Mensch ist einmalig“

Ich kann kaum sagen, wie sehr ich mich freue, dass „Meine Schwester Sara“ neue FreundInnen finden wird! Das ist ein tolles Geschenk!

Als ich das erste Mal erfuhr, dass „Sara“ als Pflichtlektüre ausgesucht wurde, war ich ebenfalls überrascht und erfreut. Was ich nicht erwartet hatte, war ein weiteres Geschenk – der lange Besuch in Baden-Württemberg, während dem ich etwa 400 Schulen besuchte und tausende Jugendliche kennenlernte. Es war ein Erlebnis, das mir viel gegeben hat – wie auch die Jugendlichen der Aschaffenburger Realschule, die meinen Namen zu ihrem gemacht hat, mir viel geben.[1]

Um letzteres zu erklären: Meine väterliche Familie stammt aus einem Dorf in der Gegend, in dem ich manche schöne Ferien als Kind verbrachte; der älteste Bruder meines Vaters hatte das größte Aschaffenburger Warenhaus zu seiner Zeit (Beginn des 20. Jahrhunderts) gegründet. Die jüdische Gemeinde am Ort war integriert und angesehen. Aber: Dann kamen die zwölf Nazijahre. Die letzten sieben Juden, die deportiert werden sollten, nahmen sich am Abend zuvor das Leben.

Es ist bemerkenswert, dass die Schulgemeinde – Lehrerkollegium, Schüler und Eltern – den Namen akzeptierten und das Ministerium die Zusage gab. Nicht wegen mir – ich sehe mich als stellvertretend für die damalige Gemeinde – sondern wegen der Beziehung der Schule zu Zambia. Dank der Lehrerin Anni Kropf unterstützt die Schule seit über 21 Jahren ein großartiges von einem polnischen Schwesternorden geführtes Kinderheim in Lusaka, Zambia. Ich kenne und bewundere das Projekt – ich verbrachte interessante, lehrreiche Tage als Journalistin in Zambia, wo ich mich noch heute wohl fühle.

Die Aschaffenburger Schule hat bewiesen, dass deutsche Kinder heute Toleranz als selbstverständlich annehmen, also das, was der kleinen Sara nicht entgegengebracht wurde. Sie selbst hat die schmerzhafte Ausgrenzung ja verinnerlicht und sich deswegen für andere Gekränkte eingesetzt. Ich hatte im Lauf der vielen Gespräche mit Jugendlichen festgestellt, dass eine Mehrheit verstand, dass jeder Mensch einmalig ist – aber jeder gleichberechtigt ist, egal welche Hautfarbe, Geschlecht, Religion, Nationalität er hat. Wir Menschen haben alle gleiche Bedürfnisse – an Nahrung, Behausung, Ausbildung sowie Anerkennung und Liebe.

Mehrmals wurde ich gefragt, wie man mit Fremden umgehen sollte. Da gibt es, meine ich, nur eine Antwort: mit Respekt. Jeder hat das Recht, mit Respekt behandelt zu werden, auch wenn man nicht dieselbe Meinung hat.

Während meiner Begegnungen in Baden-Württemberg traf ich Jugendliche, die nicht in Deutschland geboren wurden oder ausländische Eltern hatten. In einer Innenstadt-Schule, in der diese die Mehrheit bildeten, war ich erstaunt, nach der offiziellen Stunde von Jungen umringt zu werden, die mir ihre Erfahrungen mit Deutschland und Respektlosigkeit erzählten. In anderen ländlichen Schulen versicherten mir einige, dass sie keine Diskriminierung erlebt hätten. Jedenfalls war es ein Thema, das durch „Sara“ zur Sprache kam und das war gut so.

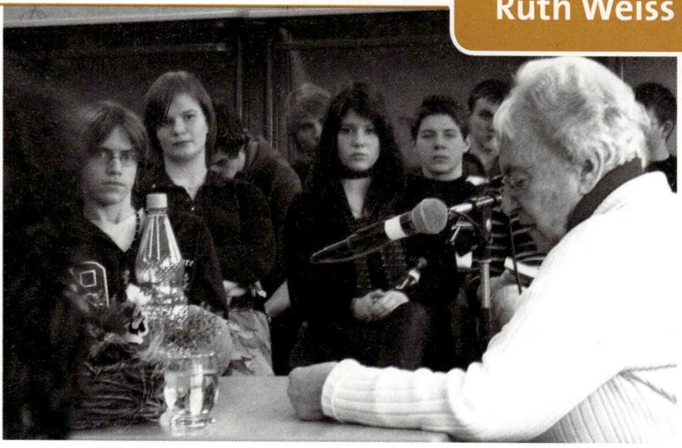

„Meine Schwester Sara“ wurde für das Schuljahr 2017/2018 zum zweiten Mal nach 2007/2008 als Pflichtlektüre für die 10. Klassen der Realschulen in Baden-Württemberg ausgewählt. Die 92-jährige Autorin und Journalistin Ruth Weiss ist eine Jahrhundertzeugin. Vielen jugendlichen Lesern in ganz Deutschland ist sie durch Schullesungen bekannt.

Respekt sollte man jedem Lebewesen entgegen bringen, selbst Tieren, und, wie wir inzwischen wissen, sogar Pflanzen. Es ist eine traurige Folge unseres Fortschritts, dass täglich eine Art ausstirbt – 40 Prozent der Tier- und Pflanzenarten sind gefährdet. Wir gingen und gehen zu respektlos mit unserer Umwelt um.

Es ist gut, wenn Fragen gestellt werden. Wie kann der Vater so hartherzig sein, wurde oft gefragt, auch warum die Mutter so fügsam war, obwohl sie die Ansichten des Vaters nicht teilte. Und selbst Jo, auch er hatte lange die Einstellung des Vaters geteilt, warum hat er ihr nicht mehr geholfen?

Ich denke, es war nicht leicht für Jo, sich für Sara und gegen den Vater zu entscheiden. Ich erhielt einmal einen Heiratsantrag kurz nach Kriegsende von einem jungen Deutschen, der als Nazi in Südafrika interniert war. Er hätte lange mit sich gekämpft, sagte er, aber er hätte festgestellt, dass ich keine jüdischen körperlichen Merkmale hätte... was diese genau sind, weiß ich nicht, jedenfalls hatte ich kein Problem mit meiner Antwort.

Das erinnert mich an eine Frage einer jungen Frau: Warum würde ich so viel über Juden schreiben? Weil ich Jüdin bin, antwortete ich. Da hakte sie nach: Wann sind Ihre Eltern nach Deutschland gekommen? Hm, na ja, sie konnte sich nicht vorstellen, dass deutsche Juden schon Jahrhunderte in Deutschland zuhause gewesen und integriert waren. Ich glaube diese Frage hat mich veranlasst, einige Romane über die deutsch-jüdische Geschichte zu schreiben.

Ich wünsche allen Lesern Spaß mit Sara!

Ruth Weiss

1 Im Juli 2010 wurde eine Realschule in Aschaffenburg Ruth Weiss benannt.

Vor dem Frühstück

- Lies die Seiten 7–13. Versetze dich in Johannes Leroux hinein und sichte mit ihm seine Funde und Erinnerungen.

S. 7–13

Was erfährst du über ihn? Johannes Petrus Leroux, genannt Jo

-
-
-
-
-
-
-

Überbleibsel und persönliche Andenken der Familie

-
-
-
-
-
-
-

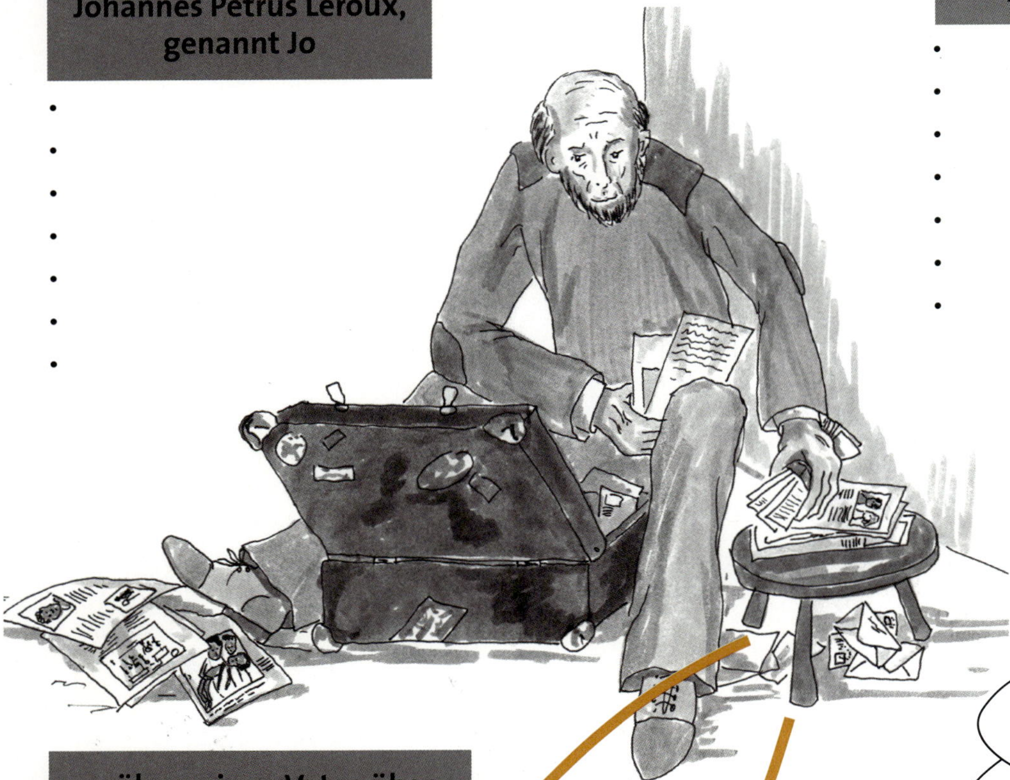

Dingaanstag/ Voortrekkerdenkmal

... über seinen Vater, über Pa Zachariah Adriaan Leroux?

-
-
-
-
-
-
-

Welche Erinnerungen lösen die Funde aus?

Dreibeiniger Hocker

Sara

Eine burische Familie

- Im ersten Kapitel haben wir über Jo und Pa Leroux schon einiges erfahren.
  Trage zum Stammbaum der Familie Leroux ein, was du über Herkunft und die einzelnen Familienmitglieder erfährst.
  Der Anfang ist schon gemacht. Ergänze ihn während der weiteren Lektüre.

Familienstammbaum der Leroux'

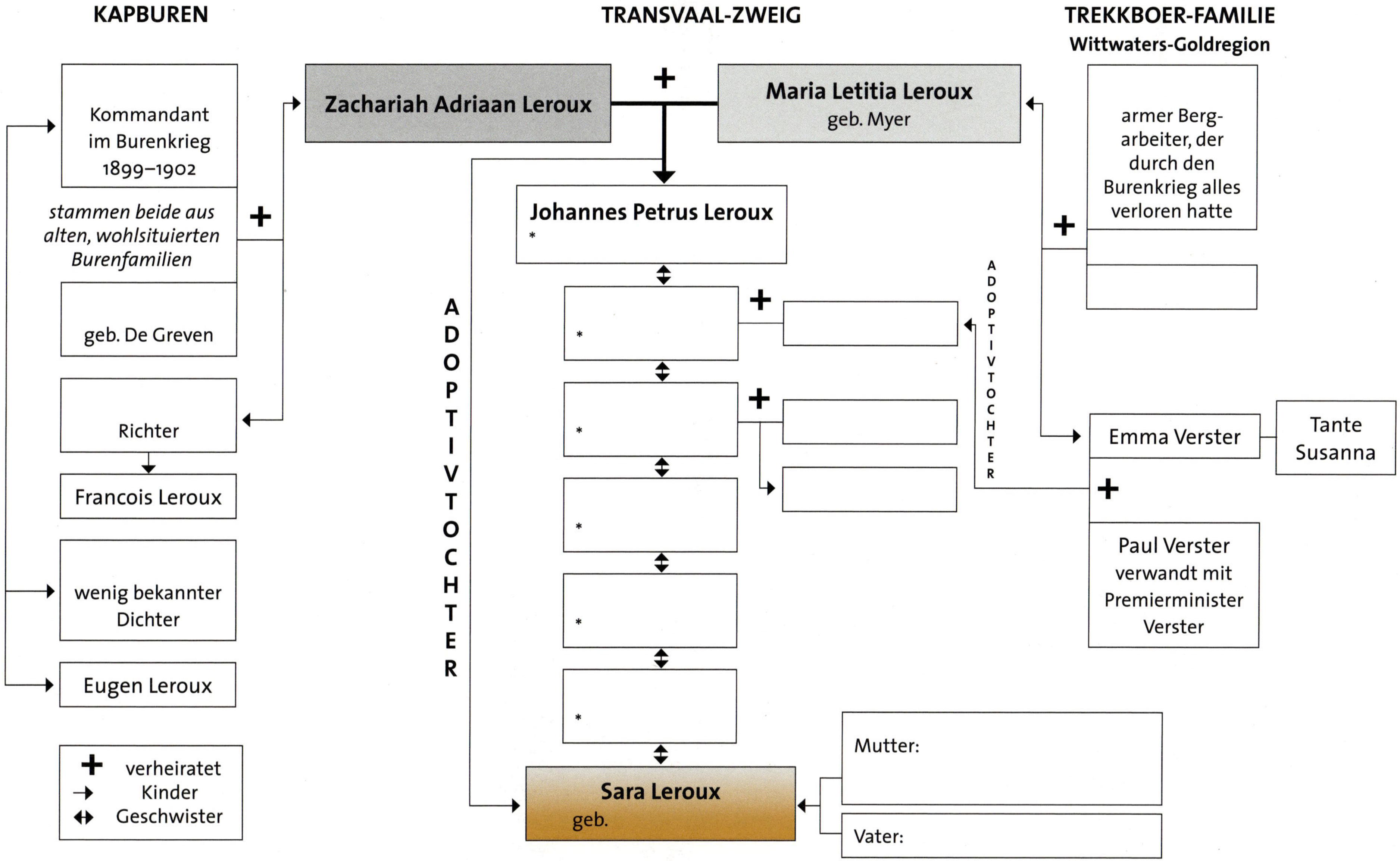

Die Familienmitglieder

Um Handlungen, Verhalten und Denkweisen von Figuren verstehen zu können, ist es wichtig, möglichst viele Informationen über eine Person zusammenzutragen. Am übersichtlichsten gelingt dies mit Figurenkarten, die beim Lesen fortlaufend erweitert und vervollständigt werden.

- **Findet euch in Dreiergruppen zusammen und beginnt, je eine Figurenkarte für Pa, Ma und Jo zu erstellen (die angegebenen Textstellen können unter anderem genutzt werden).**
  Geht dabei nach folgendem Muster vor:

Zachariah Adriaan Leroux

S. 10, 12, 14, 16, 29, 30–33, 42, 43, 44, 58–61

Geb.-Datum:

Statur/Aussehen:

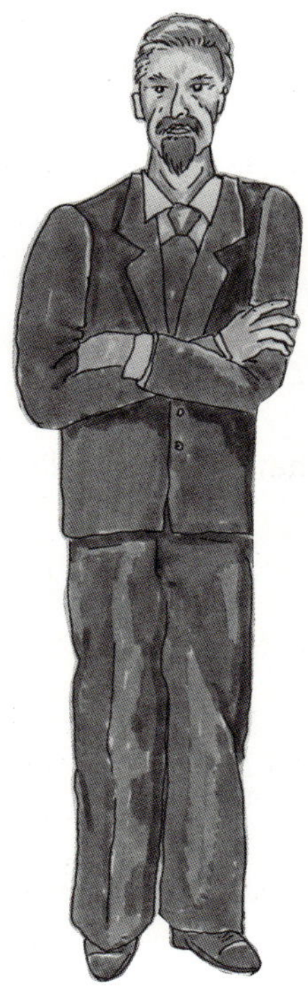

Beruf/Karriere:

Lebensumstände:

Charakter/Einstellungen:

Wichtige Handlungen:

TIPP: Jede Gruppe kann auch ein Figurenplakat gestalten, dies im Klassenzimmer aufhängen und es nach und nach ergänzen.

Die Familienmitglieder

Maria Letitia Leroux

S. 18, 28, 42, 66–67

Geb.-Datum:

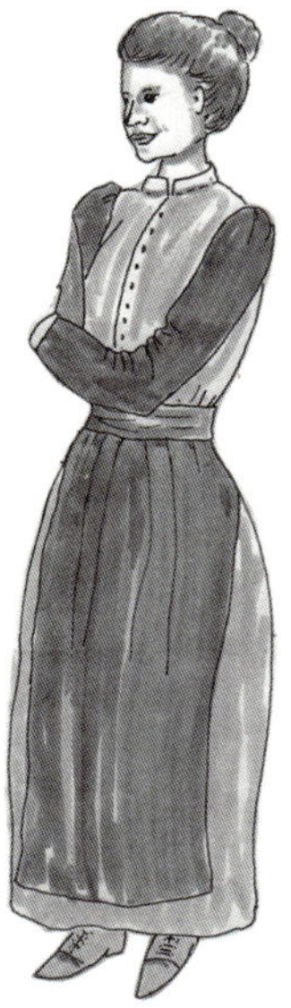

Aussehen:

Herkunft:

Beruf/Lebensumstände:

Charakter/Einstellungen:

Verhältnis zu Pa Leroux:

Wichtige Handlungen:

Johannes Petrus Leroux

S. 7, 11, 30, 38

Geb.-Datum:

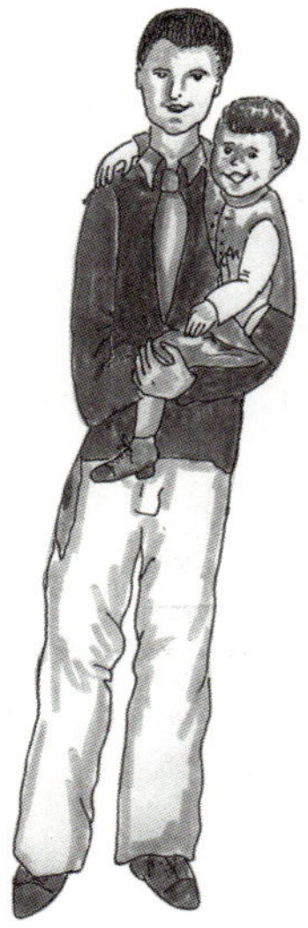

Aussehen:

Beruf:

Lebensumstände:

Charakter/Einstellungen:

Verhältnis zu seinem Vater:

Wichtige Handlungen:

Inhalt und Aufbau des Romans

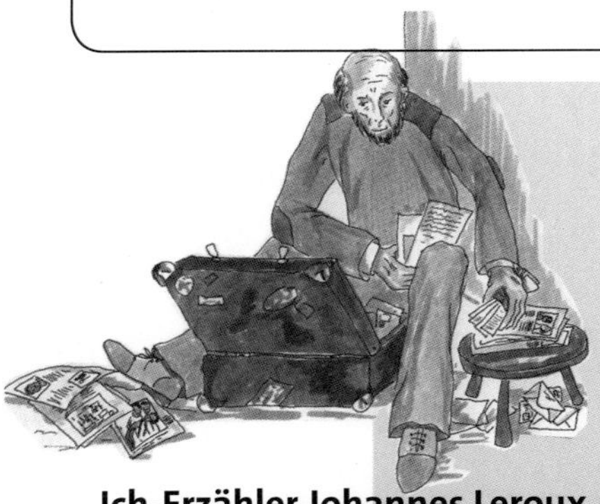

Ich-Erzähler Johannes Leroux

Dokumente
Fotos
Gegenstände
→ **Erinnerungen**

1948 – 1976: Das Südafrika der Apartheid

1 Tag im Jahr 2000: Das neue Südafrika

Kapitel 1: Vor dem Frühstück

Schwarze Haushälterin Hannah → Hocker vom Karibastausee

Urlaub mit **Sara** in den 60er-Jahren

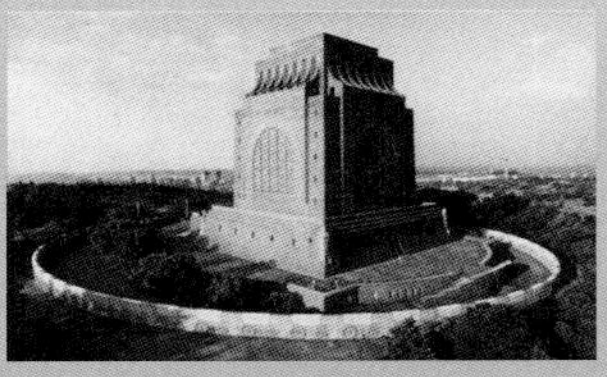

Voortrekkerdenkmal – Dingaanstag-Feiern, 16. Dezember

Kapitel 2: Frühstück

Anruf von Bruder Frederik

- Vorsitzender des größten Metallwerks
- Mitglied im Wirtschaftsrat der Regierung; geht bei schwarzem Präsidenten ein und aus
- sagte 12 Jahre zuvor noch Rugbyspiel wegen schwarzem Mitspieler ab
- Schwester Lisa ruft an

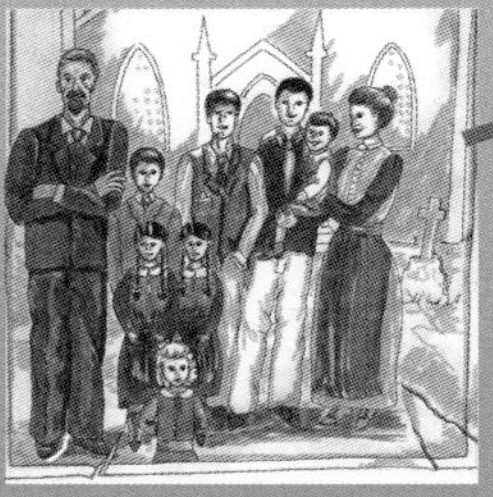

1950 Familie mit Adoptivkind Sara

1948 Ankunft Saras in Kapstadt

Kapitel 3 …

Gespräche mit Hannah

- Hannah ist das offene Gespräch mit ihrem „Herrn“ nicht gewohnt, sie rührt ihren Tee nicht an.

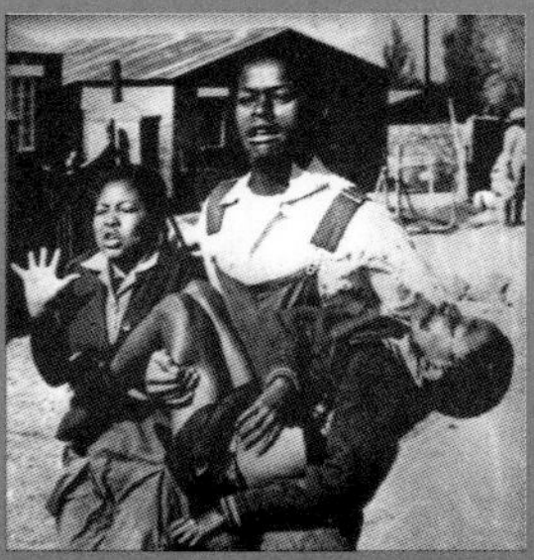

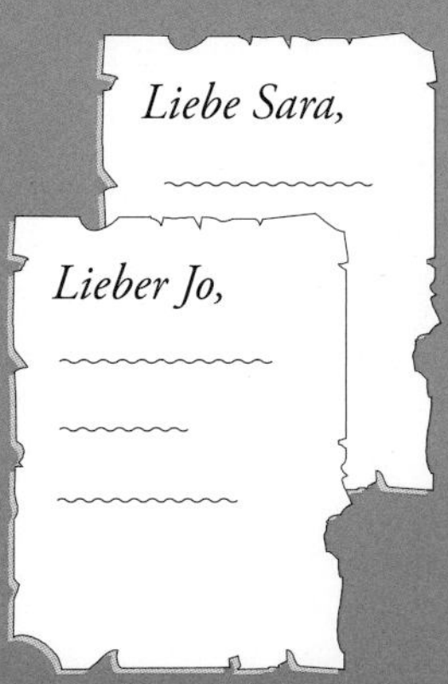

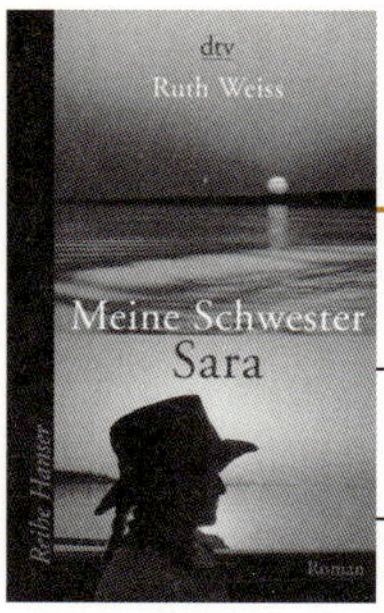

Inhalt und Aufbau des Romans

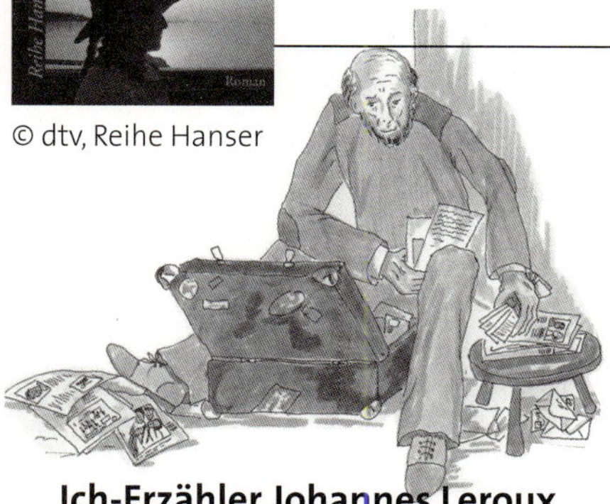

Dokumente
Fotos
Gegenstände

→ **Erinnerungen**

Ich-Erzähler Johannes Leroux

Kapitel ___: ________

1 Tag im Jahr 2000

Das neue Südafrika

1948

Das Südafrika der Apartheid

1976

Diese Vorlage hilft dir, zu den einzelnen Kapiteln das Wichtigste zusammenzutragen. Kopiere sie und trage wichtige Ereignisse ein. Orientiere dich am Beispiel der ersten drei Kapitel, links (graue Spalte) – Handlungen im Jahr 2000; rechts – Erinnerungen, Ereignisse bis 1976.

Einige der Romanfiguren kommen nur in der Haupthandlung (1948–1976) vor, andere auch in der Rahmenhandlung. Ein Beispiel: In Kapitel 2 – Frühstück – ruft Frederik an. So erfahren wir, wie er heute lebt und welche Einstellungen er vertritt. Erfahren wir auch etwas über sein Verhältnis zu Sara?

Deshalb legen wir zu diesen Figuren andere Karten (Plakate) an:

- **Frederik**
- **Lisa**
- **Nico**
- **Dries (Andries)**
- **Greta**
- **van Rooyen**

Name:

Beruf/Lebensumstände:

Einstellungen zur Apartheid/ zum demokratischen Südafrika:

Wichtige Ereignisse:

Verhältnis zu Sara:

Das neue Südafrika

1948

Das Südafrika der Apartheid

1976

Links trägst du auch hier ein, was du über ihr heutiges Leben erfährst; rechts, was zwischen 1948 und 1976 für sie wichtig ist.

S. 14–46

Das einzige Familienfoto mit Sara

Jo findet beim Aufräumen ein altes Familienfoto aus dem Jahr 1950 – das einzige, auf dem auch Sara zu sehen ist.

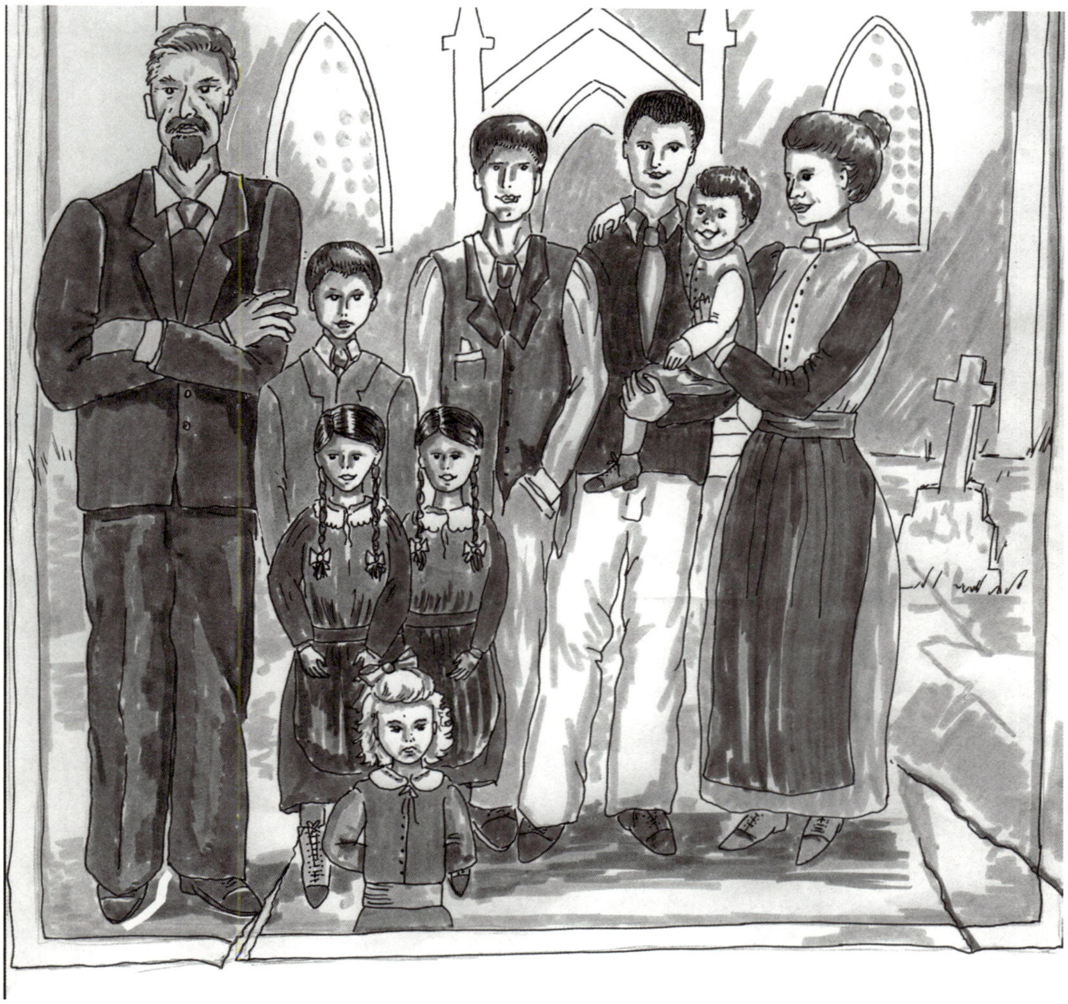

Jo:
„Und Sara war schon sechs, auch wenn sie auf dem Bild eher wie eine Vierjährige aussah. […]
Ihr Gesicht jedoch hatte den Ausdruck eines älteren Kindes. Das war von Anfang an so gewesen."
(S. 17 [9–13])

- **Stelle dir vor, du wärst der Fotograf dieses Bildes gewesen.**
  Du beobachtest natürlich die Personen auf deinem Bild und machst dir deine Gedanken über sie.
  Dir sind besonders Saras Position, Körpersprache und Mimik aufgefallen.
  Schildere deine Beobachtungen zu dieser Familie und zu Sara.

S. 14–46

Die Adoption

Eine Adoption ist eine Entscheidung, die reiflich überlegt sein will. Warum Eheleute ein Kind adoptieren wollen, kann dabei unterschiedliche Gründe haben. Unterhalte dich mit deinen Mitschülern darüber.

- **Formuliere die Gründe der einzelnen Figuren, Sara zu adoptieren. Einige Textstellen helfen dir dabei. Beurteile die Motive anschließend!**

Oom Verster: Die kleine Marijke des Premierministers. (S. 23 [18]–24 [8])

„»Sie wollen deutsche Waisenkinder adoptieren.«" (S. 32 [15–16])

„Bestellt, genau dieses Wort [...]" (S. 32 [13])

Pa

Motive

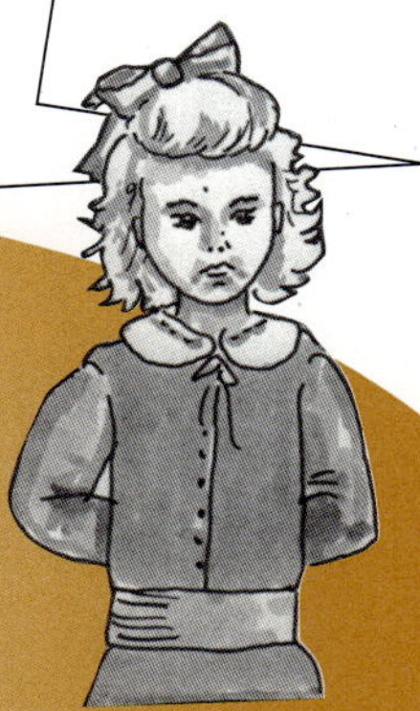

Dries

Ma

„[...], er muss jedoch einen langen Blick auf Gisela geworfen haben." (S. 27 [18–19])

„[...], dass sie am liebsten die ganze Gruppe mitgenommen hätte, [...]" (S. 18 [22–23])

S. 14–46

Saras Ankunft in der Familie

Dieser Morgen im Jahre 1948 am Hafen von Kapstadt brachte für die gesamte Familie, aber auch für die kleine Sara große Veränderungen mit sich.

- **Beschreibe, wie Sara in der Familie Leroux aufgenommen wird.** (S. 20 [10]–43 [14])
  Du kannst dazu auch Textstellen aufführen.

Pa Leroux:

Ma Leroux:

Jo Leroux:

Geschwister:

Ein vierjähriges Mädchen, wie Sara es 1948 war, muss sich aufgrund dieser gewaltigen Veränderung in ihrem noch so jungen Leben in einem „Gefühlschaos“ befunden haben.

- **Ergänze an Saras Stelle die untenstehenden Gefühle und erkläre, warum sie diese erlebt haben könnte.**

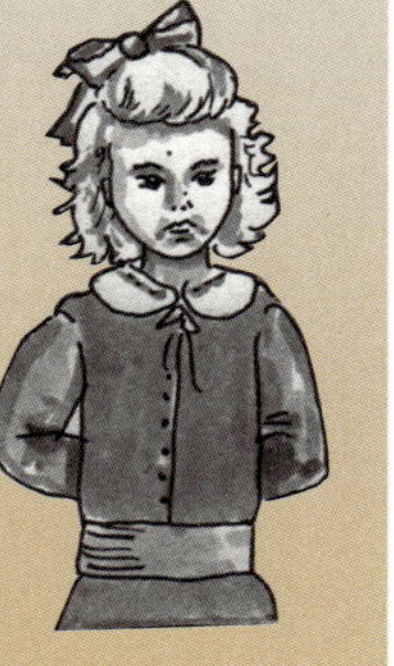

Freude, weil

Angst, weil

Trauer, weil

Hoffnung, weil

Erstaunen, weil

Verwirrung, weil

………………, weil

………………, weil

Sara

S. 14–46

- **Sara wirkt anders als Kinder ihres Alters. Sammle zunächst Textstellen dazu.**

Frühstück (S. 17 ff.)

Mimik, Gestik:
„Ihr Gesicht jedoch hatte den Ausdruck eines älteren Kindes. Das war von Anfang an so gewesen.“
(S. 17 [11–13])

Verhalten, Lernen:

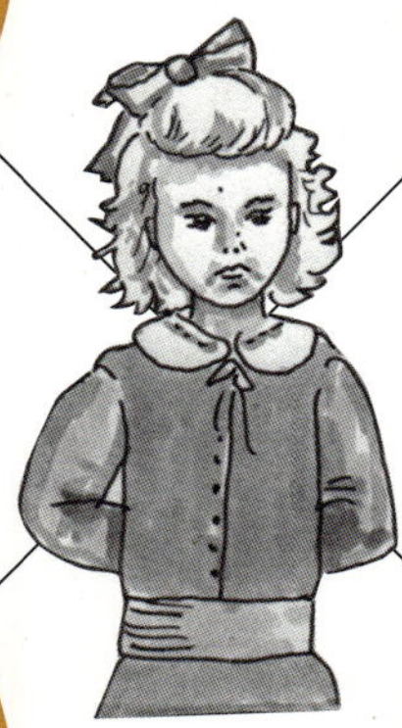

Beim Spielen:

Reaktionen,
als Jo sie auf ihren Namen, auf den Krieg und die SS anspricht:

S. 56–58

- **Schließlich erfahren wir etwas über Saras tatsächliche Herkunft und ihre ersten Lebensjahre in Deutschland.**

Vormittagstee (S. 56 [11]–S. 58 [4])

Eltern ______________________

Geburtsort ______________________

Sara ______________________

Warum zur Adoption freigegeben? ______________________

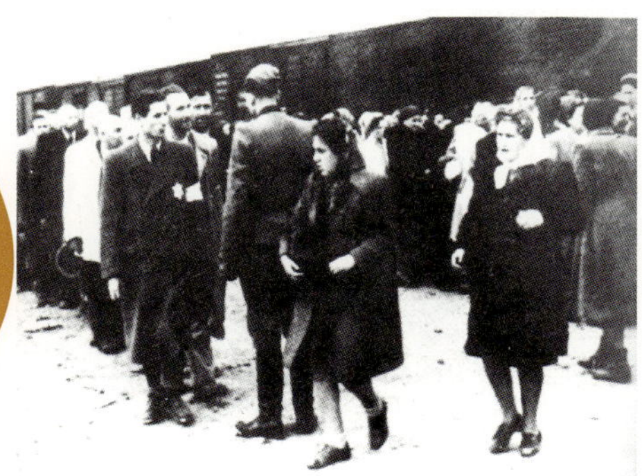

- **Kannst du Saras Verhalten und Charakter erklären?**

S. 47–72

Auf einmal ist alles anders

fährt Sara mit dem Auto fast um

„»Es stellt sich heraus, dass wir einen falschen Eindruck von dem ... diesem Mädchen hatten.«“ (S. 56 [14–16])

„»Bei uns!?«“ (S. 58 [5])

Pa

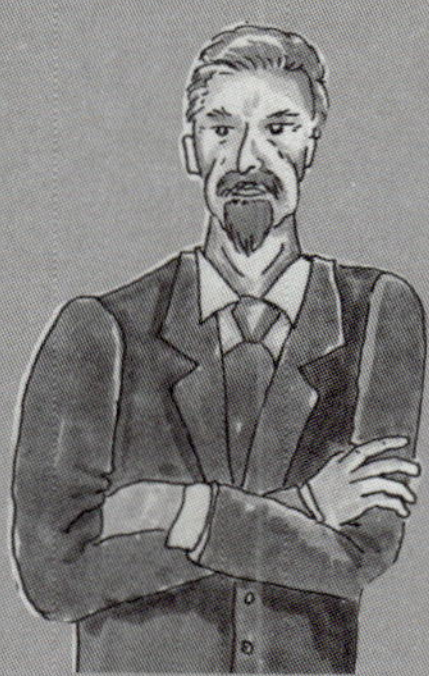

glaubt, dass Pa böse mit ihr ist, fängt an zu weinen

Sara ist Jüdin

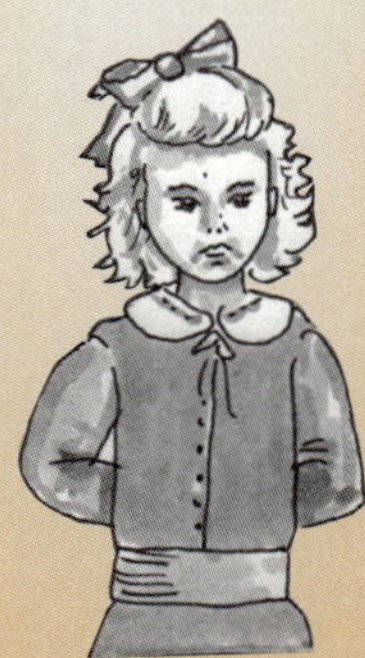

„»Dominee weiß, was am besten ist. Er und die *broeder* – die Brüder. Sie soll christlich erzogen werden.«“ (S. 69 [28–30])

bringt Sara schnell zu Bett

„»Wo sonst, Zach? Willst du sie etwa zurückschicken?«“ (S. 58 [6])

Ma

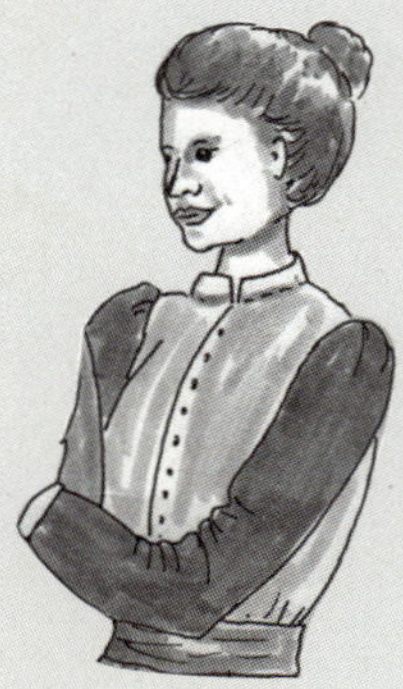

Am Tag, als Pa erfährt, dass Sara keine Deutsche, sondern Jüdin ist, bricht die „heile“ Familienwelt der Leroux‘ zusammen.

- **Untersucht zu zweit die Handlungen und Reaktionen von Ma und Pa bis zur Entscheidung, dass Sara in der Familie bleibt, tragt sie in das Schema ein und macht euch so ein Bild von der neuen Situation.**

  (S. 49–53 [24], 56 [11]–72)

Wenn aus Liebe Hass wird

Dieses Bild hat Jo für Sara gezeichnet und es ihr geschenkt. (S. 53 [4–24])

- **Sieh es dir genau an. Was glaubst du, erzählt Sara ihrem Pa gerade, als ihre kleine, neue Welt noch in Ordnung war?**
- **Welche Gefühle bewegen Pa Leroux?**

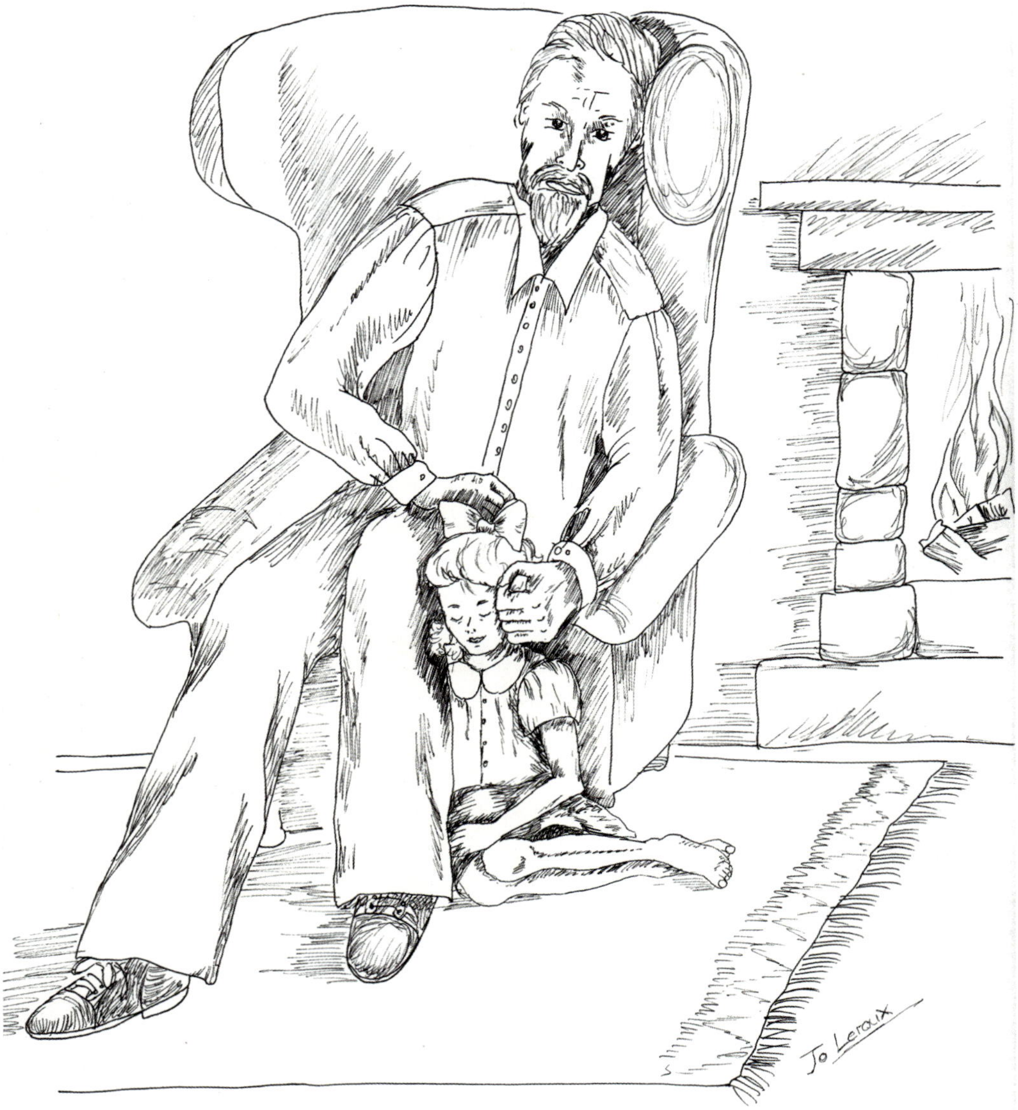

Jo vertraut sich seinem Tagebuch an

Mithilfe von Schreibaufgaben kannst du die Handlung, wichtige Ereignisse, Konflikte und vor allem die Romanfiguren in ihrem Denken, Empfinden und Beziehungen erschließen. Zudem hast du die Möglichkeit, aus Figurenperspektiven Überlegungen über die weitere Handlung anzustellen.

Pa und Ma streiten über Sara. Pa Leroux will über Saras Verbleib in der Familie mit Dominee Muller, dem Pfarrer, und den *broedern* sprechen.

> „Nun verstand ich seine Haltung nicht, fand, dass er Unrecht hatte. Sara war noch dasselbe Mädchen, das wir am Hafen abgeholt hatten, nichts an ihr hatte sich geändert, auch wenn er nun wusste, dass ihre Mutter eine Hebräerin gewesen war. Warum sollte er sie deswegen ablehnen?" (S. 60 [32]–61 [3])

Jo ist verwirrt, er spürt, dass etwas Wichtiges in ihm verloren geht – der Respekt vor seinem Vater.
Den ganzen Tag gehen ihm die Gedanken nicht mehr aus dem Kopf.
Abends trägt er in sein Tagebuch ein:

> *„Tiere konnte er lieben. Sara, die Hebräerin, nicht"* (S. 61 [23])

- **Führe diesen Tagebucheintrag fort. Suche dazu im Text auch Argumente für Pas Hass auf Sara.** (S. 23–27, 58, 61–62)

Bei einer Schreibaufgabe musst du zunächst alle Vorgaben erschließen, die beim Schreiben zu berücksichtigen sind. Deshalb werden zuerst deren Teile analysiert:

Situation

Die vorgegebene **Situation** ist verwirrend: Pa Leroux ändert seine Einstellung gegenüber Sara radikal. Er weist sie als „Hebräerin" (Jüdin) ab. Dadurch kommt es zum Streit mit seiner Frau.

Textstelle

Die **Textstelle** zeigt, dass Jo diesen Sinneswandel nicht versteht. Er fragt sich, warum sein Vater nun Sara ablehnt. Er sieht das Verhalten seines Vaters als Unrecht an.

Aufgabe

Die **Aufgabenstellung** gibt vor, dass Jo verwirrt ist. Er hält Pas Verhalten für Unrecht, zugleich gerät der Respekt zu seinem Vater ins Wanken. Über einen Tagebucheintrag möchte er sich Klarheit verschaffen. Die Überlegungen *deines* Tagebucheintrags müssen sich auch damit auseinandersetzen, was Jo tun könnte und welche Folgen das Verhalten für Sara haben könnte.

Vorgegeben ist als Schreibform ein Tagebucheintrag und dessen Beginn:

„Tiere konnte er lieben. Sara, die Hebräerin, nicht" (S. 61 [23])

- **Erstelle als Vorarbeit eine Gliederung des Tagebucheintrags. Ergänze dazu das begonnene Muster:**

Situation/das beschäftigt Jo:

Jo hat den Streit seiner Eltern Saras wegen mitbekommen. Zum ersten Mal sind diese sich nicht einig! Er möchte nicht, dass sich seine Eltern streiten. Nun muss er sich entscheiden, wer von beiden Recht hat.

Pa ist Vorbild und anerkannte höchste Autorität – ihm durfte nicht widersprochen werden. Aber er ist nicht der Meinung seines Vaters, er meint, dass dieser Unrecht hat. Dies alles verunsichert und enttäuscht ihn.

Untersuche die *Ereignisse und Hintergründe*, die zur besagten Situation geführt haben:

Musterschreibaufgabe: Tagebucheintrag

Gedanken und Fragen:

- Warum sollte sein Vater Sara nur wegen ihrer jüdischen Abstimmung her ablehnen?
- Warum widerspricht seine Mutter? Beziehe dazu Pas und Mas Charaktereigenschaften, ihr Denken und Fühlen mit ein.
- Was hat den Hass seines Vaters ausgelöst?
- Welche Folgen hätte es, wenn Pa sich durchsetzt?

Wichtige Ereignisse, die einzubeziehen sind:

Wie könnte sich Jo entscheiden?

Welche Folgen könnte dies haben?

Die Formvorgaben eines Tagebucheintrages:

Überarbeite **abschließend deinen Text nach dieser Checkliste:**

- Habe ich die **Aufgabenstellung** ausreichend berücksichtigt?
- Habe ich die **Vorgaben** des Romans entsprechend eingebaut (Aussagen, Ereignisse)?
- Habe ich die **Gedanken und Gefühle** der/s Schreibenden dargestellt und nicht die Handlung nur nacherzählt?
- Bin ich sehr **persönlich** geblieben (nicht allgemein geschrieben)?
- Habe ich versucht, bestimmte **Handlungsweisen** nachzuvollziehen/zu hinterfragen/zu erläutern?
- Habe ich in der **Ich-Form** geschrieben?
- Habe ich die **Besonderheiten** des Tagebucheintrags beachtet (Ausrufe, Fragen, Erinnerungen, Ellipsen/unvollständige Sätze, Gedankensprünge)?
- Habe ich die **Erzählperspektive** und die **Zeitform** (Präteritum vorherrschend) durchgängig eingehalten?
- Stimmen die **Grammatik** und die **Rechtschreibung**?

S. 73–95

Sara stiehlt man ihre Vergangenheit – und ihre Zukunft?

Sara soll christlich erzogen werden – und durch niemanden etwas über ihre wahre Herkunft erfahren. Welche Folgen könnte dies haben?
Welche weiteren Entwicklungen und Auswirkungen auf die Familie und auf Saras Zukunft könnten diese Entscheidungen bewirken?

- **Wie geht es weiter?**

  Stellt dazu nun gemeinsam Überlegungen mit der Blitzlichtmethode an:

  Mit einem Blitzlicht kann jeder schnell seine Meinung zu einem Thema einbringen. Jeder in der Gruppe äußert sich reihum kurz in Form von einem bis zwei Sätzen zu der gestellten Frage. Die Meinungen werden gesammelt.

Sara wird die Vergangenheit verschweigen

Sara als Familienmitglied

Saras Entwicklung

Jos Leben

Sara in Südafrika

Veränderungen im Land

Beziehungen in der Familie Leroux

Sara

Der Erzähler spricht immer wieder Begegnungen mit Sara an, so einen gemeinsamen Urlaub am Karibasee in den 60er Jahren. Wie hat sich die Beziehung zwischen ihm und Sara im Laufe der Ereignisse entwickelt?
Ergänze die Übersicht und trage in die Kästen Bewertungen ein. „Schutz" und „Zuneigung" sind bereits vorgegeben.

Jo | **Sara**

Empfang am Hafen von Kapstadt

„Ich [...], sah es wanken, konnte zufassen, ehe es umfiel, meine Hände um den kleinen Körper legen und fest an mich ziehen." (S. 20 [19–22])

„Ich drückte sie fest an mich." (S. 22 [17])

„[...], worauf sie sich fester an mich klammerte und ihren Kopf an meinen Hals lehnte." (S. 33 [6–7])

Schutz

Die ersten sieben Monate zu Hause

„Das rührte mich, und ich versprach mir insgeheim, sie zu beschützen." (S. 39 [2–3])

„Gelegentlich schlief sie an meiner Schulter ein." (S. 39 [1–2])

„»Sara, du hast eine neue Familie. Ich bin dein großer Bruder. Ich werde mich um dich kümmern.«" (S. 41 [19–20])

Zuneigung

____

S. 58, 63, 75–76 | **Pa verstößt Sara** | S. 52 [28]–53 [24]

____

S. 84 [23 ff.], S. 86 [12]–89 [30] | **Grausamkeiten der Geschwister** | S. 75 [32–33], S. 88

____

und Jo

• **Ergänze die Übersicht für die weiteren Kapitel bis zum Schluss.**

Jo | **Sara**

Nachmittagsspaziergang

Tea for Two

Abendessen

Ende des Tages

Zwischen Himmel und Hölle

Pa Leroux verstößt Sara. Die kleine Sara hat nicht die geringste Ahnung, warum sich Pa von ihr abwendet. Bei ihrem letzten Gespräch erinnert sich Sara an den Abend zurück, als Jo die Kotdemütigung miterlebte. Sara sagt, „[...] *jener Abend sei der schönste in ihrem Leben gewesen.* »Ich war total glücklich. Ich hab's nie vergessen. Nie! [...] Ich war auch im Schlaf im Himmel. Nach der Hölle zuvor. Und nachher.«" (S. 91 [14–23])

Erst viele Jahre später kann Sara diese Erlebnisse verarbeiten und schreibt einen ausführlichen Brief an ihren Vertrauten Jo, in dem sie ihm Einblick in ihr Gefühlsleben gibt und ihn teilhaben lässt an ihren Ängsten, Wünschen und Träumen. Ob sie den Brief wohl abgeschickt hätte?

- **Schreibe diesen sehr persönlichen Brief.**
- **Was empfindet Sara als „Hölle – zuvor und nachher"? Beschreibe auch ihren „Himmel".**

Mache dir während deiner Vorbereitungsphase Notizen und erstelle eine Stoffsammlung:

- Analysiere gründlich die **Aufgabenstellung** (Schlüsselbegriffe, Operatoren, geforderte Tätigkeiten...).
- Beschreibe umfassend die **Ausgangssituation**.
- Untersuche die **Hintergründe**, die zur besagten Situation geführt haben.
- Identifiziere die **Schwerpunktthemen** des Ausgangstextes.
- Erkenne einzelne **Handlungsabschnitte/Ereignisse**, die reflektiert werden.
- Charakterisiere die **Personen** ausführlich (Figuren in ihrem Denken und Handeln untersuchen).
- Erschließe die **innere Handlung**.
- Stelle eigene **Fragen** an den Text oder an Figuren, die beim Erfüllen der Schreibaufgabe helfen und von dir evtl. beantwortet werden.
- Erstelle einen **Schreibplan**, nummeriere deine inhaltlichen Aspekte.
- Überprüfe die Merkmale der **Textsorte**, die entstehen soll.

Aufgabenstellung erschließen:

- Textstelle: Sara war glücklich in den Armen von Jo, es war der schönste Abend in ihrem Leben, obwohl ihr kurz zuvor Schreckliches widerfahren ist.
  Sara fühlt sich wie im Himmel.
  Sara erlebt die Hölle zuvor und danach.
- Die Ereignisse, auf die die Textstelle Bezug nimmt, liegen in Saras Kindheit (sie war 8 Jahre alt) – die Aussage, dass sie damals den glücklichsten Abend erlebt hat, entsteht viele Jahre später beim letzten Gespräch mit Jo (sie ist 31 Jahre alt).

Die Begriffe „Himmel" und „Hölle" bilden die Grundlage für Saras Gefühlsleben, ihre Ängste und Wünsche. Sie sind sowohl symbolisch gemeint, als auch auf verschiedene Ereignisse und Situationen in Saras gesamtem Leben übertragbar.

Zeitpunkt, zu dem Sara den Brief an Jo eventuell verfasst haben könnte:

- Sara erzählt Jo von diesem Abend, als sie das letzte Mal miteinander redeten, zusammen waren, als Liebespaar; das war am 4. Januar 1976, einen Tag nach Jos 42. Geburtstag und gut 6 Monate vor ihrem Tod.
- Sara könnte den Brief in diesen 6 Monaten geschrieben haben.

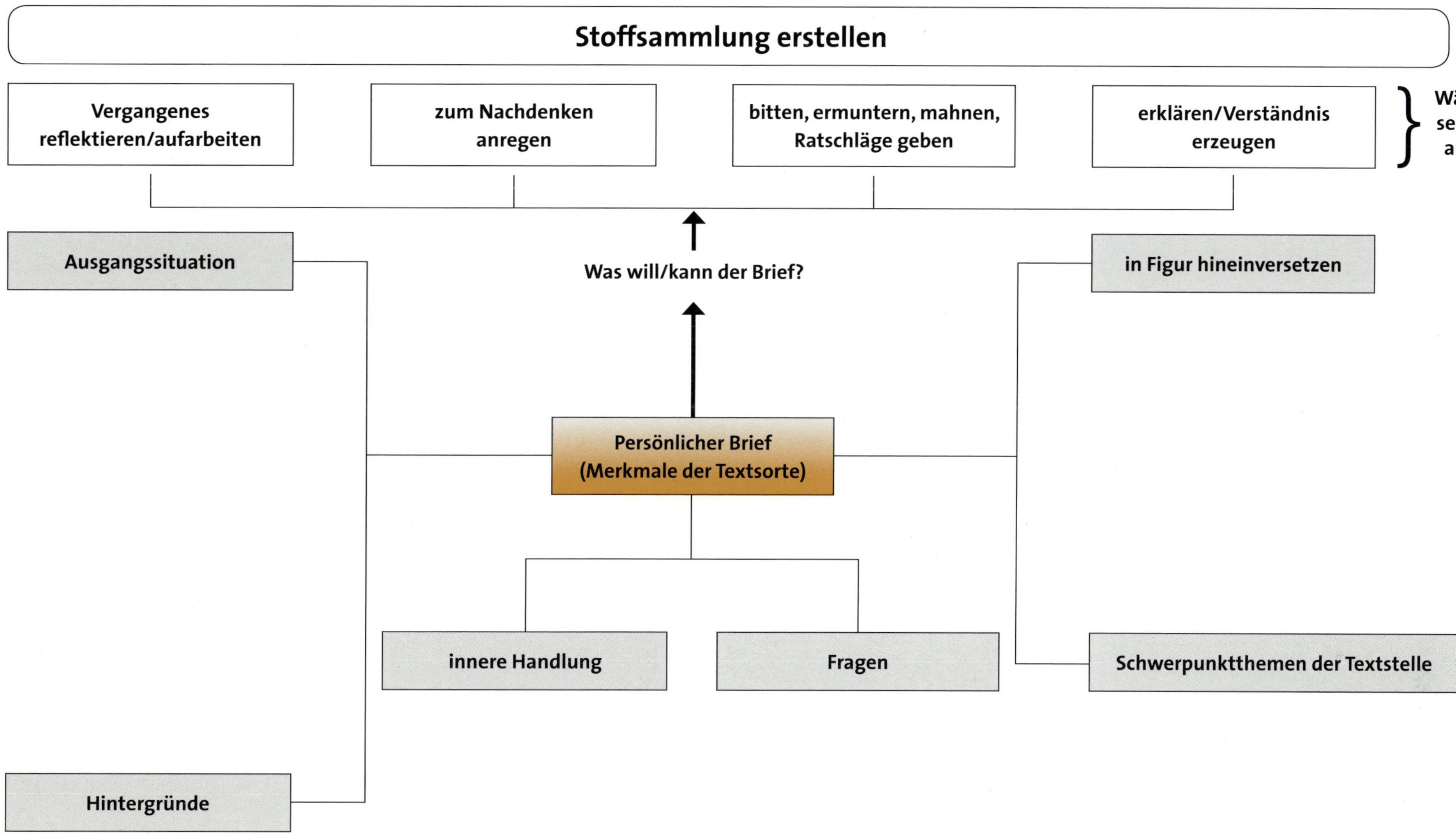
Stoffsammlung erstellen
Vergangenes reflektieren/aufarbeiten
zum Nachdenken anregen
bitten, ermuntern, mahnen, Ratschläge geben
erklären/Verständnis erzeugen
Wähle selbst aus!
Was will/kann der Brief?
Ausgangssituation
in Figur hineinversetzen
Persönlicher Brief (Merkmale der Textsorte)
innere Handlung
Fragen
Schwerpunktthemen der Textstelle
Hintergründe

S. 73–287

Die Familie Leroux

Wie beeinflussen die Ereignisse die Beziehungen innerhalb der Familie?

- **Lass Ma und Jo jeweils beschreiben, wie sich ihr Verhältnis zu Pa im Laufe der Zeit durch Sara verändert. Gehe dabei auf „früher“ und „jetzt“ ein. Schreibe jeweils einen kurzen Inneren Monolog, in dem vielleicht auch Fragen aufgeworfen, nicht aber unbedingt beantwortet werden können.**

Früher | **Jetzt**

Ma ⟶ **Pa**

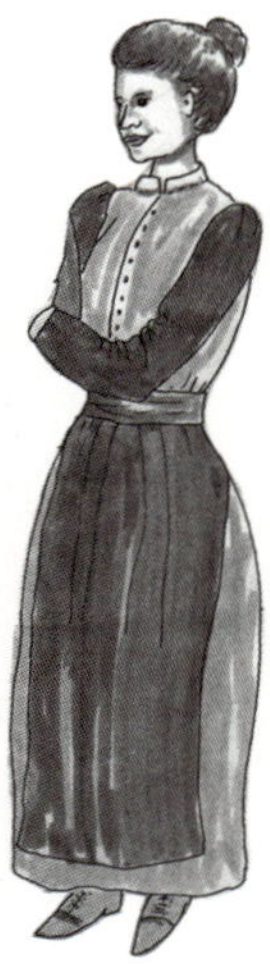

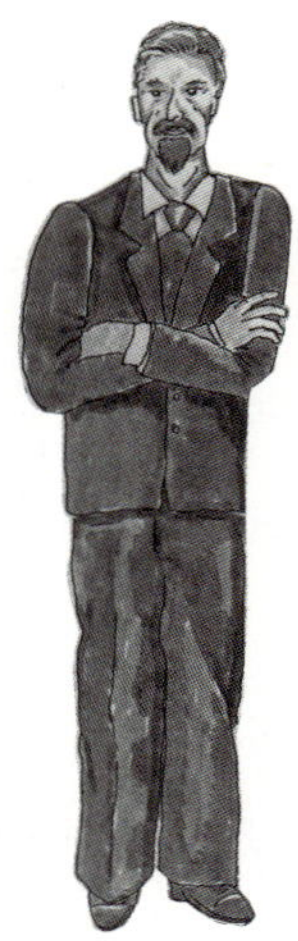

Sara

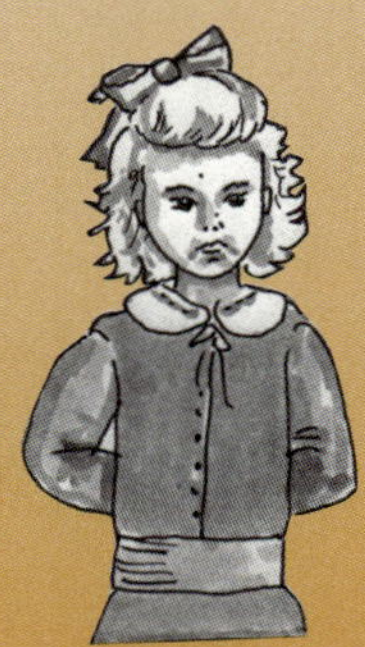

Jo ⟶ **Pa**

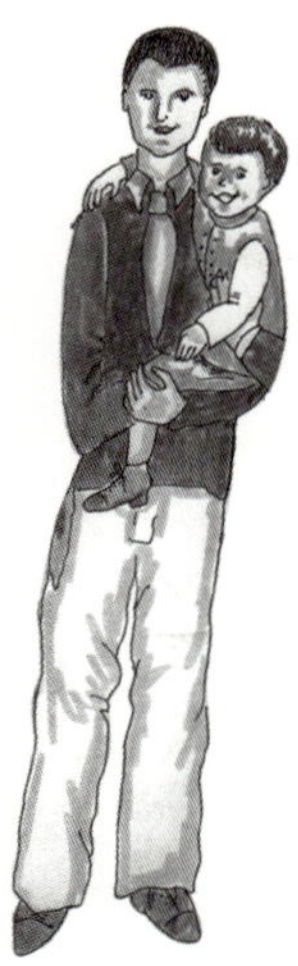

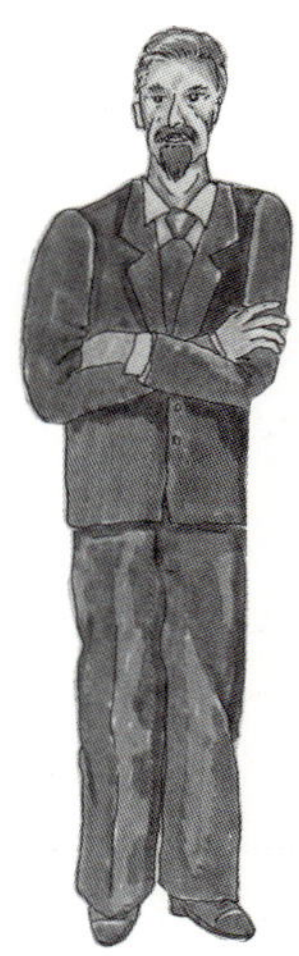

S. 73–95

Hannah – schwarz und weiß

Jo kommt mit Hannah ins Gespräch und trinkt mit ihr eine Tasse Tee.

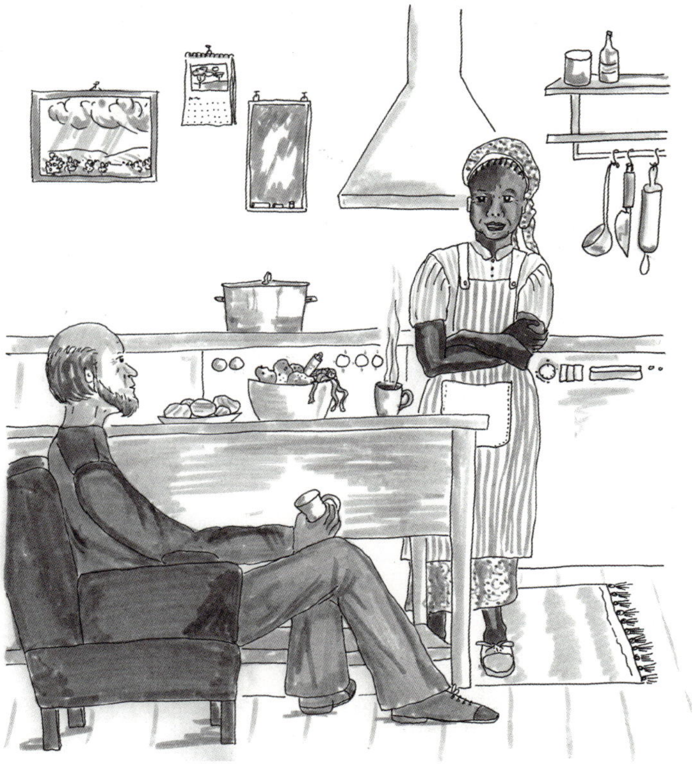

- **Was erfahren wir über Hannahs Jugend, ihre heutige Situation und ihre Einstellungen?** (S. 77 [9]–81 [31])

- **Warum lässt Hannah ihren Tee kalt werden?**

S. 14–72

Mit schwarzen Kindern spielen?

- **Beschreibe das Verhältnis und die Einstellung der Mitglieder der Familie Leroux zu den Eingeborenen.**

In der Familie Leroux

-
-
-
-
-
-
-
-

Jo

S. 31: Klaasie – Klaas Visser

-
-
-
-

Das lernt Jo von Pa Leroux/seiner Familie:
(S. 60 [8–26])
Ergänze die Übersicht.

- keine ***Toleranz***
- ***Gott*** =

⇓

Familie

Vater

Jo

Jeder Weiße =

Schwarze Bedienstete:

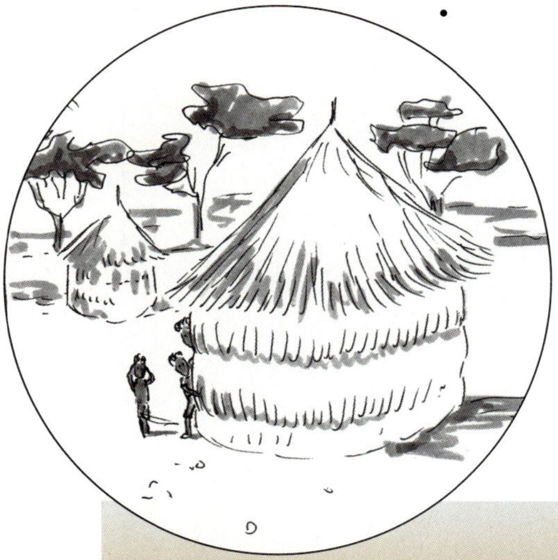

Sara: „Können wir sie besuchen?“ (S. 50 [21])

Wie begegnet Sara den Schwarzen?

-
-
-

Jo sucht mit Sara nach Freddie. Dabei kommen sie am Kraal mit den Hütten der Eingeborenen vorbei. Saras Frage, ob man sie besuchen könne, verneint Jo.

„»Warum nicht?« Sara blieb weiter stehen.
»Das sind die Eingeborenenhütten, das ist ihr Kraal, da geht man nicht hinein.« [...]
Sara schien es nicht zu genügen, sie sah mich fragend an. Ich lenkte sie ab.“ (S. 50 [26–32])

① Jo erinnert sich an das unbefangene Spielen Saras und an seine eigenen Erlebnisse und versucht Sara zu erklären, weshalb Weiße die *baas,* die *Herren,* sind und deshalb nicht zu den Eingeborenen gehen.

② Abends erinnert sich Jo an seine ausweichende Antwort und macht sich Gedanken über Saras unbekümmerten Umgang mit den Eingeborenen. Dabei erinnert er sich auch an seine eigenen Erlebnisse und überlegt, warum es verboten ist, in die Hütten der Eingeborenen zu gehen.

- **Eine Gruppe, z. B. die Plakat-Gruppe, bereitet diese szenischen Darstellungen vor.**

Bantuerziehung

S. 78 [5]–79 [14]

„Mir fiel mein letztes Gespräch mit Sara ein, das wir während unseres Treffens am Karibasee geführt hatten. […]“ (S. 78ff.)

„Bantuerziehung!“

- **Fasse zusammen, wie Sara das „Nur-für-Schwarze“-Sondererziehungsprogramm von 1953 bewertet.**

Geschichte S. 58 ff.

Inhalt

↓

Absichten

Afrikaner =

Gottes Wille

So sehen es die Weißen:

So deutet es Sara:

Hannahs Tochter Tandi wird nun, im Jahr 2000, Recht (Jura) studieren.
„Sara, liebste Sara, was hättest du dazu gesagt?“ S. 80 [33]

- **Spreche du an Saras Stelle – als ob du beim Gespräch Jos mit Hannah dabei gewesen wärst.**

Saras Zuflucht

S. 97 [12]–
113 [15]

- **Fasse zusammen, wie es zu dieser Situation kam.**

Jo fragte sich, was Sara Hannahs Oma damals erzählte:

Folgen

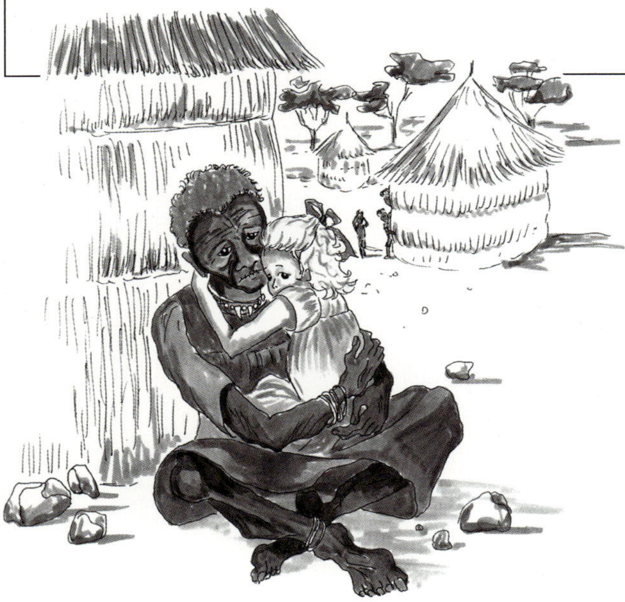

„Plötzlich hörte ich wie von weitem Hannahs Stimme.
»Meine Oma liebte Kleinmissie Sara, Herr Doktor.«
Ich starrte sie an. War sprachlos.“
S. 101 [30–32]

Jo: „Bei den Eingeborenenhütten hatte ich sie nicht vermutet. Es machte Sinn: [...]“ S. 99 [32–33]

S. 110 [14]–
113 [15]

- **Wie rechtfertigt Gisela bei Jo ihr Verhalten gegenüber Sara?**
  „»Ich meinte das nicht … Juden raus, weißt du.«“ (S. 110 [18–19]

- **Warum weicht Jo Gisela aus, als sie fragt, warum seine Familie ein Judenkind adoptiert hat?**

Ein heraufziehendes Gewitter, das die Umgebung bedrohte

S. 81 [31]–82 [19]

„Ich stand auf, wollte noch etwas über Tandi fragen, da sah ich eins meiner Bilder an der Wand hängen, Wasserfarben, […] Bestürzt betrachtete ich das Bild.“ S. 81 [31]–82 [6]

- **Lies die Beschreibung des Bildes nach, um es dir gut vorstellen zu können. Vielleicht malt es jemand. Skizziere im Rahmen die Bildelemente und versuche zu erklären, weshalb Jo bestürzt ist, das Bild zu sehen. Deute dazu die Symbolik des Bildes und schreibe sie dazu.**

Himmel

Erde

26. Juli 1952 →

- **An welches Ereignis erinnert Jo das Bild?**

„»Warum ist das so schlimm, farbig zu sein?«“ (S. 127 [8])

S. 115–148

- **In ihren Briefen erzählt Sara Jo über ihre Schulzeit und was um sie herum geschieht. Ergänze in Stichworten, welche Ereignisse sie anspricht und was sie beschäftigt.**

„»Jo, meine beste Freundin Belinda geht nicht mehr in unsere Schule, […]«“ (S. 127 [3–12])

9. August 1956

„»Ma sagte, wir dürften morgen, also heute, nicht aus dem Haus gehen, […]«“

„»[…], ich konnte kaum glauben, dass es so viele Frauen gibt. Es war wunderbar.«“ (S. 130 [19]–131 [31])

Dezember 1956

„»Die Polizei hat viele Menschen festgenommen. Pa sagt, es seien Verbrecher, die man […]«“ (S. 138 [31]–139 [15])

Saras beste Freundin Belinda

9. August
„Tag der Frau“ in Südafrika

Sara und Jo

Bedingt durch sein Studium trifft Jo Sara nur gelegentlich, deshalb besteht die Verbindung zu Sara aus Briefkontakten zu Ma und Sara selbst.

- **Wie bleiben Sara und Jo miteinander verbunden?**
  Dazu werden sechs Abschnitte gebildet. Tragt in jedem Abschnitt alle Lebensstationen zusammen, an denen Jo direkt oder indirekt an Saras Leben teil hat.

  Abschnitt 1: S. 116–129
  Abschnitt 2: S. 129–147
  Abschnitt 3: S. 151–169
  Abschnitt 4: S. 169–187 [4]
  Abschnitt 5: S. 187–204
  Abschnitt 6: S. 207–226 [26]

  Bevor ihr Ergebnisse vorstellt, sollte die Handlung des jeweiligen Abschnitts kurz für alle anderen nacherzählt werden.

Abschnitt 1

Jo beginnt sein Studium in Stellenbosch → Jo bangt um Saras Leben nach ihrem Zusammenbruch → …

Abschnitt 2

Abschnitt 3

Abschnitt 4

Abschnitt 5

Abschnitt 6

Der Segelunfall – Jos Brief an Pa

S. 139 [19]–
144 [24]

- **Saras Segelunfall geht glücklich zu Ende. Lies diese Passage noch einmal genau nach.**

Jo gehen das Gespräch mit Sara und ihre Tränen bei Giselas Hochzeitsrede nicht aus dem Sinn. Er möchte Pa dazu bewegen, seine Haltung zu ändern. Er schreibt ihm einen Brief und fordert ... Zuvor macht er sich Notizen, wie er Pa überzeugen könnte.

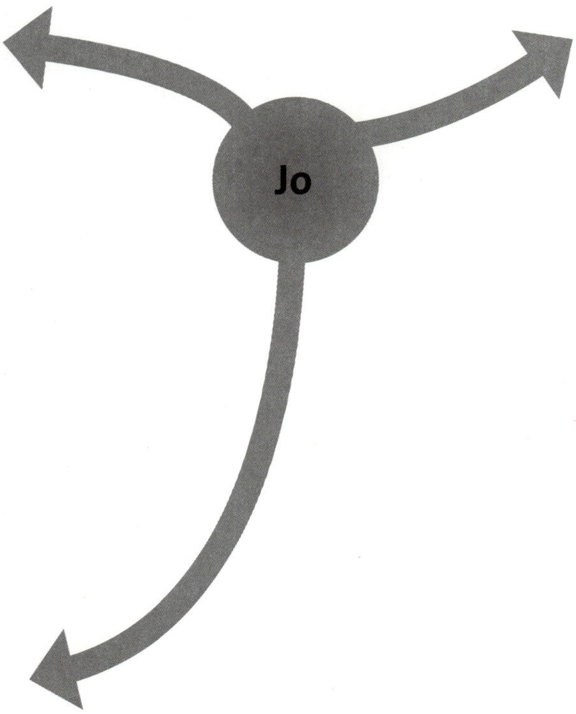

Er schildert ihm Saras Leid:

Sie fühlt sich

–

–

–

Sie wünscht sich

–

–

–

Er erinnert ihn an:

–

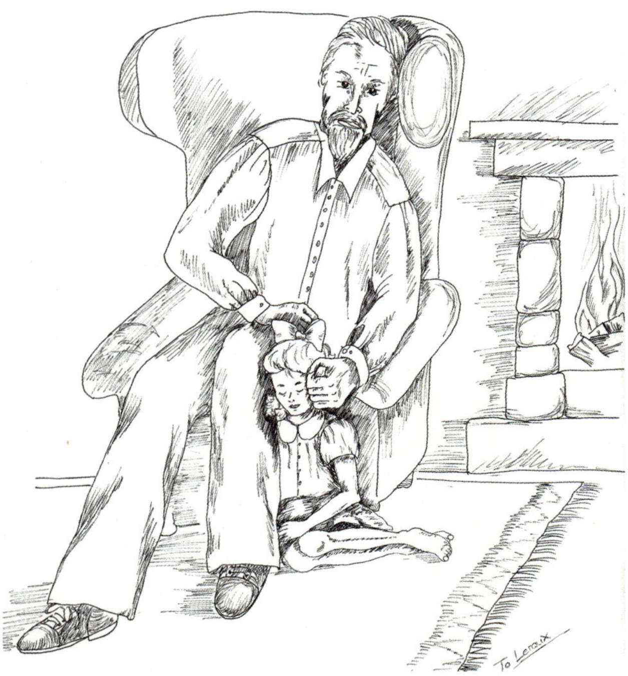

Er appelliert an ihn:

Christenmenschen handeln so

–

–

Wahrheit

–

Herkunft eines Menschen

–

Sara als Mensch annehmen

–

Vater sein heißt

–

–

Hass ist

–

–

Vorurteile gegen Juden

–

Familie

–

Sara – Pa Leroux

Saras und Pas Leben verlaufen getrennt, und nicht miteinander, wie es in einer Familie sein sollte. Aufgrund bestimmter Ereignisse und Handlungen beeinflussen sich Saras und Pas Leben immer wieder gegenseitig und dies löst Reaktionen auf beiden Seiten aus.

- **Stelle beim Lesen eine Übersicht mit wichtigen Ereignissen zusammen, die das Verhältnis der beiden beeinflussen. Verdeutliche mit Hilfe ihrer eigenen Aussagen ihre persönlichen Haltungen:**
  – Saras politische Motive und Taten
  – Was Pa über Sara und deren Handlungen denkt – und was er unternimmt

Ereignis	Sara		Pa	
	denkt/sagt	unternimmt	denkt/sagt	unternimmt
1959 „Kartoffel-geschichte“				
vor dem Magistrat (S. 163–168)				
31. Mai 1961 (S. 178 ff.)				
Party bei Hellers (S. 193 ff.)				
1961 Saras Auszeichnung an der Uni (S. 201 ff.)				
September 1965 in Meerkat				
Der Prozess (S. 229–256)				

Wahrheit

S. 205–256

Zwischen Sara und Pa ist seit dem Tag, an dem Pa erfuhr, dass sie Jüdin ist, nicht ein Wort gefallen. Erst im Prozess erfährt Sara von Pa die Wahrheit – emotionslos, brutal und unerwartet.

- **Halte fest, welche Gedanken und Gefühle Sara bewegen, als sie auf das Ende des Prozesses wartet.** (S. 229 [19]–S. 233 [28], S. 238 [26]–S. 248 [8]).

während Pa Leroux' Aussage

während Frau Elrons Aussage

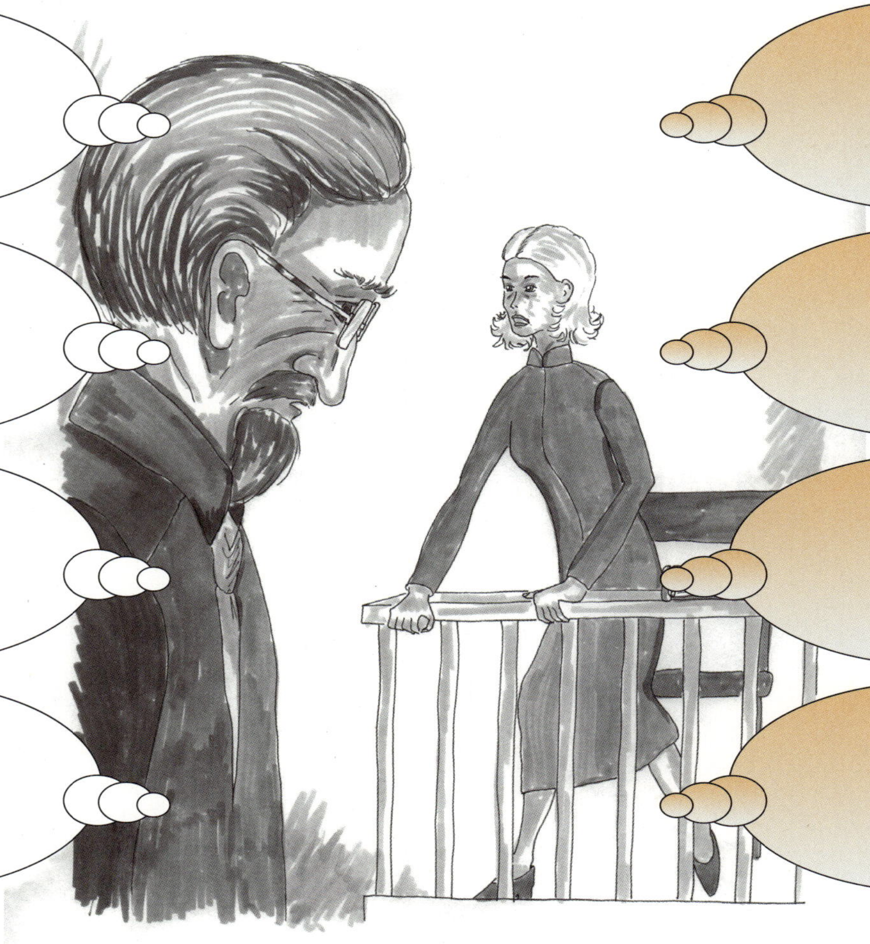

- **Pa Leroux muss in den Zeugenstand. Wie verhält er sich dabei? Fasse seine Aussagen über Sara zusammen.**

Sara

S. 242–250

Sara – geboren im Konzentrationslager

Saras Herkunft wird erst während des Prozesses bekannt, als Hadassa Elron, geborene Rivka Eckstein, im Zeugenstand Saras erste Lebensjahre schildert. Danach berichtet Kurt Eissen, Direktor des Kinderheims, wie Sara nach Südafrika kam.

- **Lies die Seiten 242 [17]–250 [27] und verschaffe dir einen Überblick über die ersten vier Lebensjahre von Sara. Halte die Informationen, die du von Hadassa Elron und Kurt Eissen erhältst, stichpunktartig fest.**

Hadassa Elron	Kurt Eissen
Zur Person:	**Zur Person:**
Aussagen:	**Aussagen:**
	Zur Einstellung vieler Deutscher nach dem Krieg:

Prozess-Zeitung

- **Du bist ein deutscher Journalist, der den Prozess um Sara Leroux mitverfolgt. Durch Gespräche mit Jo hast du auch Hintergründe recherchiert. Gestaltet eine Prozess-Zeitung. Diese könnt ihr durch weitere Beiträge erweitern.**

① Verfasse einen Bericht für deine Leser in der Rubrik „Internationales" deiner Zeitung.
② In diesem stellst du auch Sara näher vor und wofür diese eintritt.
③ Damit die Leser die Hintergründe des Prozesses verstehen können, werden in einem Hintergrundbericht die Apartheid und Folgen dieser Politik vorgestellt.
④ In einem Kommentar „Pulverfass Südafrika" geht ein Redakteur auf die zunehmende Gewalt des Rassenkonfliktes ein.

Themen S. 49 ff.

① Internationales

Eine dramatische Prozesswende

Ein Bericht von ...

Johannesburg

③ Hintergründe

④ Südafrika – ein Pulverfass

② Sara Leroux – Sara Lehmann

S. 257–287

Sara fügt Pa eine Wunde zu

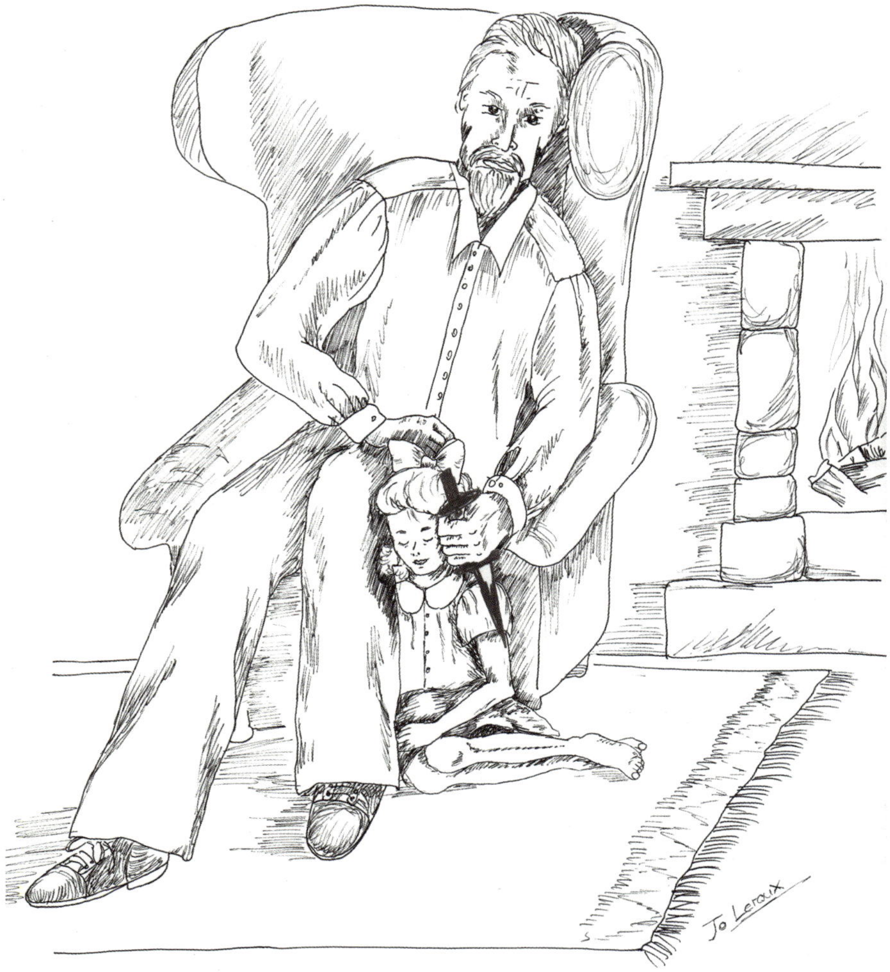

- Dieses Bild hatte Jo einst Sara geschenkt.
  Erinnere dich an die Situation. Nach dem Prozess schickt es Sara an Pa Leroux zurück. Verändert!
  Welche Wunde will Sara ihm beibringen?
  So deute ich „Saras" Bild:

Saras Bild und Brief an Pa

„Sie hatte die Zeichnung über die Jahre behalten! Den Dolch hatte sie eingefügt. Und nun damit Pa ebenfalls eine Wunde zugefügt. Was hatte sie am meisten gekränkt? Dass er ihre Herkunft verheimlichte, sie deswegen verabscheute – oder dass er sie angezeigt hatte?“ (S. 260 [8–12])

- **Pa hat nie mit Sara gesprochen. Auch Saras Versuche, ihn dazu zu bewegen, scheiterten bisher. Deshalb legt sie ihrem Bild einen Brief an Pa bei.
In diesem teilt sie ihm ihre Empfindungen und Überlegungen mit. Verfasse diesen Brief!**

Bevor du diesen Brief schreibst, musst du auch hier überlegen, welche Ereignisse und Gedanken Sara im Brief ansprechen wird:

- Warum legt sie das Bild – verändert – bei?
- Welche Kränkungen und Verletzungen will sie damit ausdrücken?

} s. S.37

- Natürlich wird sie von den Ereignissen beim Prozess ausgehen und Pas Verhalten bewerten.
- Wird sie die Familienbande ansprechen?
- Wie wird sie ihr Engagement für die Rechte der Schwarzen rechtfertigen?
- Welche Absicht verfolgt sie mit dem Brief? Nur Kritik?
Bitte um Verständnis? Eine Aufforderung, die Apartheid zu überdenken?
- Hält sie ein Treffen, eine Aussprache für sinnvoll?

① **Anrede:** ______________________

② **Beginn:**

③ **Tonfall des Briefs?**

④ **Themen …**

⑤ **Schluss:**

S. 205–256

Dr. Morris: „»[...] eine Frau mit Herz.«"

Der Prozess verläuft dramatisch, nicht nur Sara ist tief erschüttert. Dr. Morris hat wichtige Ereignisse in der Familie Leroux miterlebt. Er kennt Ma und Jo aus intensiven Gesprächen.

Als sich Dr. Morris nach dem Gespräch mit Ma verabschiedet, sagt er zu Jo: „»Ihre Mutter, eine Frau mit Herz. Wie meine Leah. Auch wenn beide keine Ahnung von Politik haben. [...] Sie verstehen, was Liebe ist. Das ist die Hauptsache.«" S. 238 [15–20])

- **Als Arzt und Psychologe versucht Dr. Morris, sich die Probleme von Ma Leroux zu verdeutlichen. Dazu zeichnet er eine Skizze und trägt die Beziehungen und Spannungen zwischen Ma und Pa ein. Er ergänzt auch, wie sich ihre Beziehung zukünftig entwickeln könnte.**

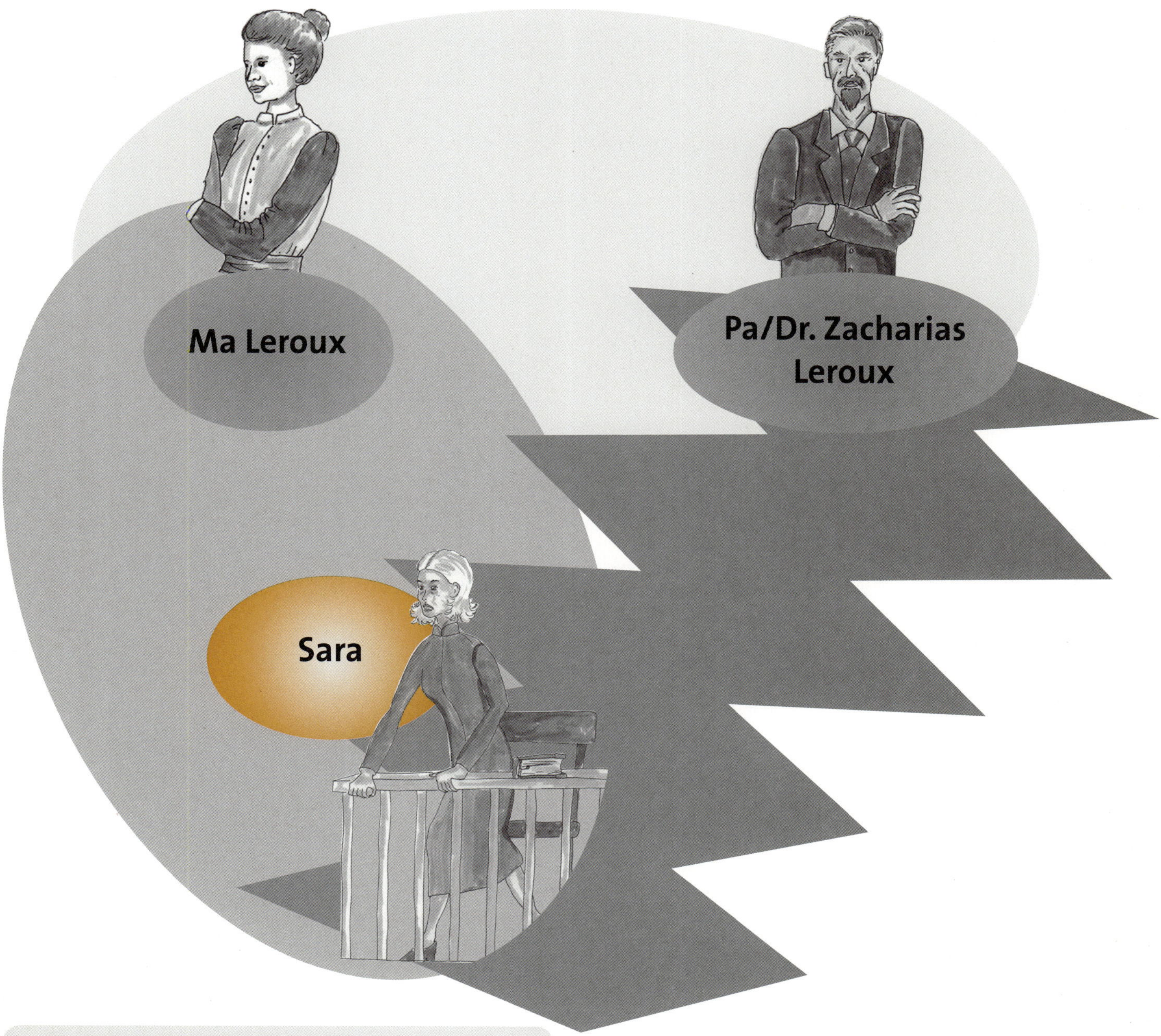

- **Welche Ratschläge könnte er Ma und Jo geben?**

Eine Frau mit Herz

Abendessen – Ende des Tages

(S. 229 [9]–238 [20])
(S. 246 [16]–260 [19])

„Ma fuhr zurück nach Pretoria, wegen Nico. Ich wusste, sie hatte sich überlegt, ob sie bei mir bleiben sollte. Doch sie war pflichtbewusst, sie hatte ihr Wort in Gottes Haus gegeben, sich ihrem Ehemann zu fügen." (S. 260 [13–16])

- **Zurück in Pretoria lassen Ma die Ereignisse rund um den Prozess nicht mehr los. Ihre Gedanken drehen sich hauptsächlich um Pa, ihren Mann. Sie erinnert sich an den Prozessverlauf, die Aussagen ihres Ehemannes, an Saras Zusammenbruch und an die Gespräche mit Jo und Sam Morris.**
  In Gedanken gehen ihr die Jahre mit Sara durch den Kopf. Sie stellt Überlegungen über ihre Zukunft an und muss sich erst einmal klar darüber werden, wie sie nun zu Pa steht.
  Sie will ihm einen Brief schreiben, verwirft die Idee aber später doch.
  Versetze dich in Mas Lage und verfasse ihren Inneren Monolog.

- **Bevor du anfängst, musst du sammeln:**
  - **welche Erinnerungen Ma ansprechen wird**
  - **wie sie Sara und ihre Beziehung zu ihr bewertet**
  - **was sie Zachariah Leroux vorwerfen könnte und müsste**
  - **welche Zukunft sie für ihre Ehe sieht**
- **Beziehe deine Ergebnisse der vorigen Seite mit ein.**

S. 257–287

Sara in Deutschland

- Sara besucht nach ihrer dramatischen Flucht aus Südafrika Deutschland. Ihre mutige Suche nach ihrer Vergangenheit führt sie nach Köln, nach Dachau und nach Hamburg.
  Was erfährt sie dabei und welche Konsequenzen zieht sie für sich daraus? (S. 266 [33]–275)

Saras Mutter/Vater

Besuch des KZ Dachau/ eines Außenlagers vom KZ Bergen-Belsen bei Hamburg

- Sara erzählt Jo, wie er habe auch sie in Deutschland keine Nazis getroffen.
  Sie erinnert sich aber an ein Gespräch mit einer Frau in Köln. (S. 269 [30]–271 [11])
  Halte deren Aussagen über das Verhalten von Deutschen fest.

Eine Frau in Köln

- Was hatte Sara überlegt, ihr zu antworten?
  Antworte du, ausführlicher als Sara dies tat.
  Teile der Frau auch mit, wofür du dich einsetzt.

Wissen wollen ...
S. 52 f.

Saras Mut

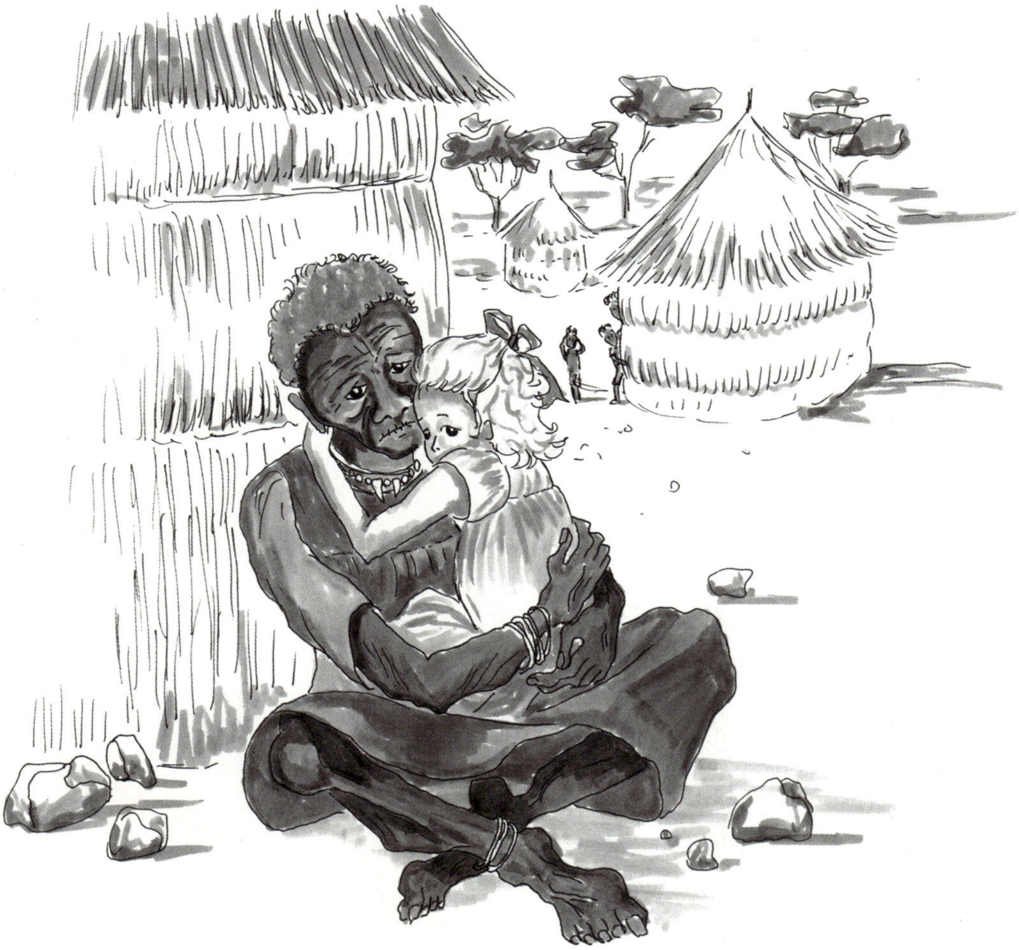

„Du hast ebenfalls Mut bewiesen, Sara, dachte ich. Du bist ins Gefängnis gegangen, für andere. Ob man es dir danken wird?“ (S. 271 [12–14])

- **Belege anhand von Handlungen Saras, was Jo damit meint. Berücksichtige dabei auch, was Jo erfährt und erlebt, als er Sara erst nach fast zehn Jahren in Oxford bei einer Veranstaltung der südafrikanischen „Bewegung des schwarzen Bewusstseins“ wiedertrifft.**

Geschichte S. 55 ff.

Saras „Déjà vu“

Nach der Enthüllung der Wahrheit im Gerichtssaal, ihrer Flucht und ihrer Reise nach Deutschland wird Sara bewusst, dass ihr bisheriges Leben in Südafrika, in der Familie Leroux, Parallelen zu ihren ersten vier Lebensjahren in Deutschland zeigt.

- **Erstelle eine Übersicht, die die Parallelen zwischen Saras Vergangenheit in Deutschland und ihrem Leben in der Familie Leroux in Südafrika aufzeigt. Gehe nach folgendem Muster vor:**

Deutschland		**Südafrika**
	Entrechtung	
	Rassismus Gewalt	
	Anti-semitismus	
	Solidarität/ Hilfe	
	Übernahme von Vorurteilen/ Einstellungen	

Es steckt mehr dahinter – Veränderungen

Die Liebe zwischen Jo und Sara beschränkt sich keineswegs auf Leidenschaft. Sie bewirkt auch Veränderungen, Veränderungen im Denken und bei Einstellungen.

- **Wie hat sich Jo durch Saras Einfluss verändert? Werte die Textstellen aus und beschreibe Jos Veränderungen auch in den folgenden Jahren.**

„An diesem Abend auf der Veranda in Kleurfontein war ich fassungslos und verwirrt. Pa war die wichtigste Person in meinem Leben gewesen. Ich hatte ihn als Vorbild angesehen, wollte genau wie Pa werden, ich hatte alles getan, um ihm Freude zu bereiten, war stolz gewesen, einen Vater zu haben, der überall respektiert wurde, der seiner Familie durch seine überragend starke Persönlichkeit eine große Sicherheit verlieh. Jedenfalls hatte ich es so empfunden. Bis jetzt." (S. 61 [4–12])

„»Jo? Jo, lieber Jo ... versprich mir: Eines Tages musst du auch auf die Suche gehen. Nach dem echten Afrika. Nicht dem europäisierten. Wenn's nicht schon zu spät ist.«" (S. 79 [10–13])

„Gemeint hast du die Menschen, die menschliche Zusammengehörigkeit der Schwarzen, die dir bei uns gefehlt hat. Du hast selbst das alte Afrika nur eine kurze Zeit erlebt, [...]." (S. 81 [1–4])

„Wie mir das ins Herz stach, mich ihre Worte schmerzten! Ich wünschte, ich hätte die Uhr zurückdrehen können, hätte Sara mehr unterstützen, ihr verständlich machen können, dass Leben gleichzeitig Liebe bedeutete. Zur Zeit dieser Unterhaltung in Rhodesien war alles längst zu spät." (S. 93 [7–12])

„In den Townships herrschte die Gewalt schon lange, nur wir Weißen waren dermaßen abgeschirmt, dass wir kaum etwas davon wussten. Es fiel mir ein, dass Sara es gewusst hatte." (S. 116 [17–20])

„Es war mir erst sehr spät aufgegangen, wie absurd Apartheid war. Wie dumm all diese Rassenüberheblichkeiten und Theorien waren und sind." (S. 118 [26–28])

„Dann überquerten wir den Kanal, fuhren nach Deutschland. Ich wollte das Land sehen, das eine so große Rolle in der Weltgeschichte gespielt hatte, vor allem in unserem Jahrhundert. Das Land, in dem unsere Freunde lebten – und in dem Sara und ihr Volk so furchtbar gelitten hatten." (S. 132 [14–19])

„»Und die Juden?« Von Sinti und Roma wusste ich damals nichts. Auch nichts vom Mord an den Behinderten. »Sie waren seit Jahrhunderten der Sündenbock. Auch für die Ukrainer, die Kroaten, die Polen und wen auch immer. Man hasste sie. Und es brauchte wenig Überredung, sie wie Ungeziefer zu zertreten.« Ungeheuerlich? Unverständlich? Ich war mir über meine eigenen Gefühle nicht im Klaren." (S. 137 [22–29])

„Saras Aussage hatte mich ziemlich erschreckt, auch wenn sie mich beeindruckt hatte. Ich selbst schwankte seit einiger Zeit gelegentlich in meinen bislang festen Überzeugungen. Ich hatte begonnen, an einigen Dingen zu zweifeln, las auch die englischsprachige Oppositionspresse und versuchte festzustellen, ob die Kritiker berechtigt waren, Apartheid abzulehnen." (S. 165 [4–11])

Dieser Entwicklungsprozess beschäftigt Jo sehr. Gefühlsmäßig und auch rational ist er hin- und hergerissen zwischen dem, was Sara vertritt, und dem, was ihm seine Erziehung und die Tradition mitgaben. Ihm gehen Bilder (Adam Simunyas Erschießung) und Saras Worte „»Und ich denke, du bist zu sehr von deinem Pa abhängig in deinem Denken!«" (S. 168 [32–33]) nicht aus dem Kopf.

- **Schreibe den Tagebucheintrag weiter!**

„Hat Sara Recht, wenn sie mir vorwirft …"

Sara liebt Jo, Auf Wiedersehen

S. 283–287

SARA LIEBT JO AUF WIEDERSEHEN

Diese auf dem Bett liegenden Buchstaben waren das letzte, was Jo von Sara blieb. Denn nur sechs Monate nach ihren Liebesnächten stirbt Sara, sie wird erschossen.

- **In all den Jahren hat Sara nie viel von sich erzählt, nie viel von sich, ihren Gefühlen, Ängsten und Träumen preisgegeben. So sind auch diese Abschiedsbuchstaben typisch für sie.
Vielleicht hätte aber Jo zum Abschied gerne noch mehr erfahren, vielleicht hättet ihr noch viele Fragen an Sara, die sich euch aus dem Text nicht erschließen.
Erarbeitet euch ein Figureninterview mit Sara.**

Welche Erinnerungen an deine Kindheit kommen dir sofort in den Kopf?

Warum hast du Jo damals am Karibasee verlassen?

Figuren-interview

Beim Figureninterview wird eine Figur von dir/euch offen befragt.

Die Befragten antworten als Figur. Somit kannst du dein Verständnis für die Figur vertiefen und Handlungsweisen aus Sicht der Figur nachvollziehen.

Überlege dir im Vorfeld Fragen, die du beantwortet haben möchtest.

Du selbst schlüpfst in beide Rollen – die des Interviewers und die der befragten Figur.

Abschied von Sara – Abschied von Pa

Am 16. Juni 1976 sterben Sara und Pa auf den Straßen von Johannesburg im Zuge der Schüler- und Studentenunruhen von Soweto.

- **Der Abschied von Sara und Pa hat für die Familienmitglieder unterschiedliche Bedeutung. Finde geeignete Überschriften, die die jeweilige persönliche Bedeutung ausdrücken. Stellt euch eure Überschriften und Gedanken gegenseitig vor.**

Abschied von Sara		Abschied von Pa
	Ma	
Abschied von der Liebe und Wärme meines Lebens	**Jo**	
	Andries	
	Frederik	
	Lisa	
	Greta	
	Nico	

Erinnerung

Jo hat sich einen Tag lang erinnert.
Wie erinnern sich Jos Geschwister an Sara und an die Ereignisse?
Wie leben sie heute im demokratischen Südafrika?
Dies erfahren wir aus der Rahmenhandlung, wenn Geschwister Jo anrufen oder kurz vorbeikommen.
Diejenigen, die zu den Geschwistern (und zu Gretas Mann van Rooyen) Plakate gestaltet haben, stellen diese nun vor.

- **Figuren stellen**
  Schriftsteller müssen ihre Figuren mit Eigenschaften ausstatten, sie dann aber „laufen lassen", sie ihren Weg nehmen lassen.
  Ihr könntet diesen Weg nachstellen. Je eine/r stellt eine Figur dar (mit großem Namensschild). Die Figur tritt vor, stellt sich vor und sagt etwas über sich:
  „Ich bin Nico, der Jüngste. Inzwischen bin ich Verwalter des Kruger-Nationalparks ..."
  „Zu Sara meine ich ..." „Zur Apartheid ..." „Wie sehe ich das Land heute ...?"

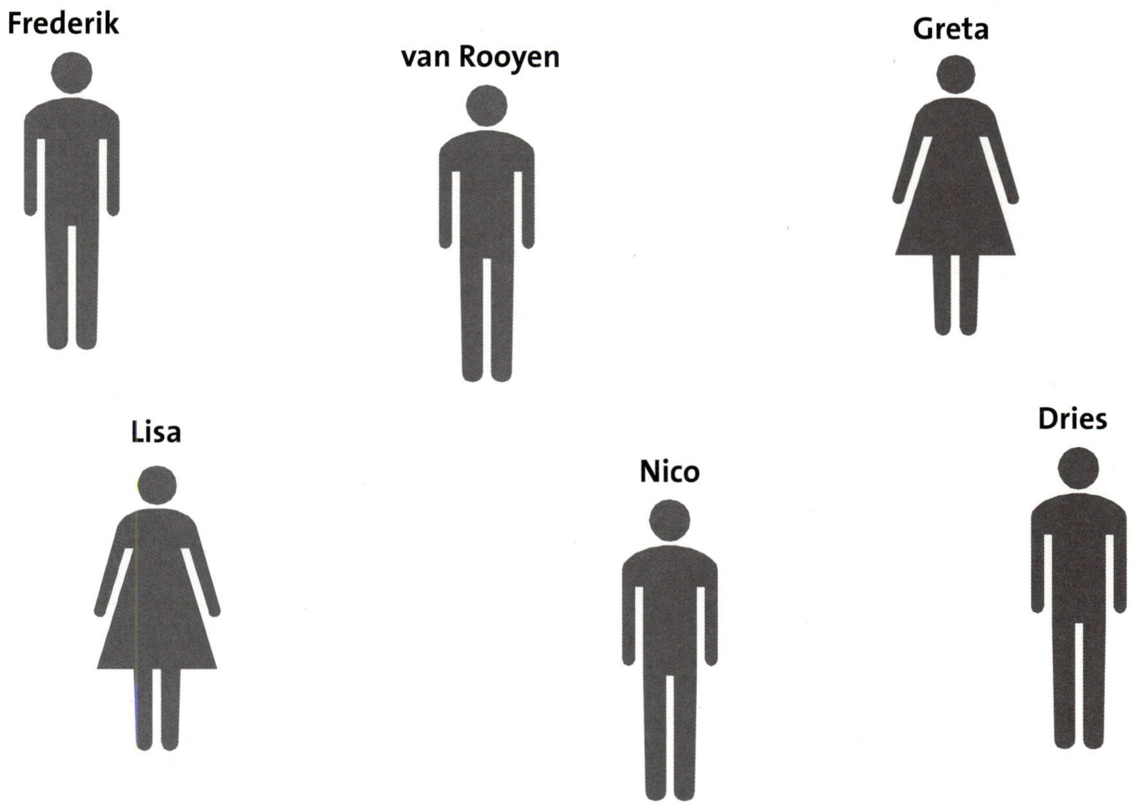

Diese Methode ist sehr hilfreich, um Schreibaufgaben zu lösen. Denn in allen literarischen Formen kommen Figuren vor, und es ist wichtig, „sie zu kennen" und zu wissen, wie sie zueinander stehen.

- **Lies den Beitrag „Erinnern und Erinnerung" von Ruth Weiss. Warum hält sie das Erinnern für sehr wichtig?**

Erinnern und Erinnerung S. 68 ff.

„Im Tod vereint“

Jo nimmt Abschied von seiner Sara und von seinem Vater. Er verbleibt länger an der Seite seiner toten Schwester:
„Sie ließen mir Zeit, Abschied zu nehmen. Vielleicht waren sie erstaunt, dass ich länger an der Seite meiner toten Schwester verblieb als an der meines toten Vaters.
Im Tod waren sie vereint, diese beiden, die sich trotz der Ablehnung von einer Seite nie ganz voneinander getrennt, ihr Leben gegenseitig beeinflusst hatten.“ S. 287 [11–17])

- **Schreibe die Gedanken, die Jo bewegen, in einem Inneren Monolog auf.**

Wie gehe ich vor?

Schlüsselwörter im Zitat und in der Aufgabenstellung finden –
erläutern, ausdeuten, zur Handlung in Beziehung setzen –
der Schreibaufgabe entsprechend ausformulieren

„Ablehnung von einer Seite“

Erklären:

Wer – warum – wie?
– Religion
– Antisemitismus
– *broeder,* Hass

„ihr Leben gegenseitig beeinflusst“

Beispiele:
wie, Auswirkungen
z.B. Kartoffelgeschichte

Innerer Monolog

Fragen stellen – selbst nachdenkend, erinnernd beantworten:
„Warum lehnte Pa Sara ab ...?“

„Warum kehrte Sara nach Südafrika zurück, ... warum blieb sie nicht bei mir?“

„Wie kann ich ohne Sara leben?“

„im Tod vereint“

Erklären:

Was vereint sie → Gewalt ...?
Ursachen dieser Gewalt
Was trennte sie vor ihrem Tod?

Gefühle/Gedanken Jos äußern:

- **Denke auch an das Bild, das Jo Sara schenkte – wie es Sara verändert hat ... auch daran, was Ma Jo über Pa und Sara nach dem Prozess erzählte ...**

Hass

- In „Meine Schwester Sara“ werden immer wieder Ursachen und Folgen von Hass angesprochen. Zählt diese auf. Erinnert euch gemeinsam, lest noch einmal nach.

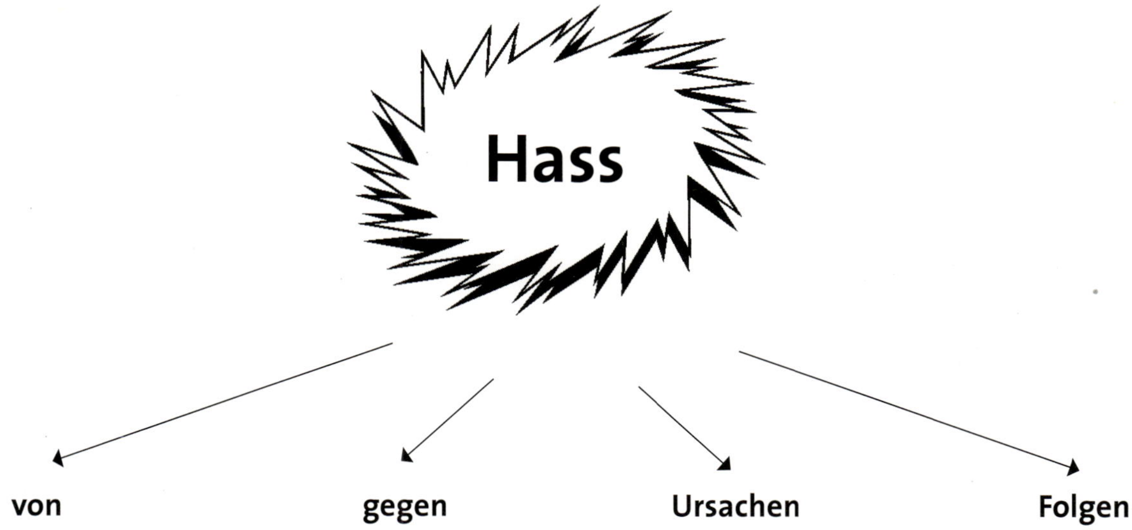

↔

↔

↔

↔

↔

↔

- Bewertet gemeinsam, wozu Hass führt und wozu dieser missbraucht werden kann. Einige interessante Erfahrungen dazu könnt ihr auch im Heft hinten in den Informationen zur Apartheid (vor allem S. 55 ff.) und in Auszügen aus der Biografie von Ruth Weiss „Wege im harten Gras“ auf S. 64 ff. nachlesen.

S. 55 ff. und S. 64 ff.

Liebe

- **Dem Hass steht in „Meine Schwester Sara“ die Liebe gegenüber, die, genau wie der Hass, Figuren aus dem Buch widerfährt, besonders natürlich Sara selbst. Beschreibe diese Liebe.**

Liebe

zwischen	und	äußert sich so
Ma	**Sara**	
Jo	**Sara**	
Pa ... bevor er erfuhr, dass Sara Jüdin ist	**Sara**	
Frauen im KZ	**Sara**	

Die Vergangenheit hat eine lange Zukunft

„Die Vergangenheit hat eine lange Zukunft."

- **So beginnt Jo angesichts der Bilder und Erinnerungsstücke, die er gesichtet hat.
  Versucht darzustellen, was Jo damit meint.
  Wenn ihr wollt, könnt ihr so vorgehen: Die Klasse teilt sich in zwei Gruppen
  Gruppe 1 = Vergangenheit – Gruppe 2 = Zukunft
  Gruppe „Vergangenheit" sammelt Ursachen –
  Gruppe „Zukunft" trägt die Folgen und Wirkungen auf die Zukunft ein.**

Vergangenheit	Zukunft

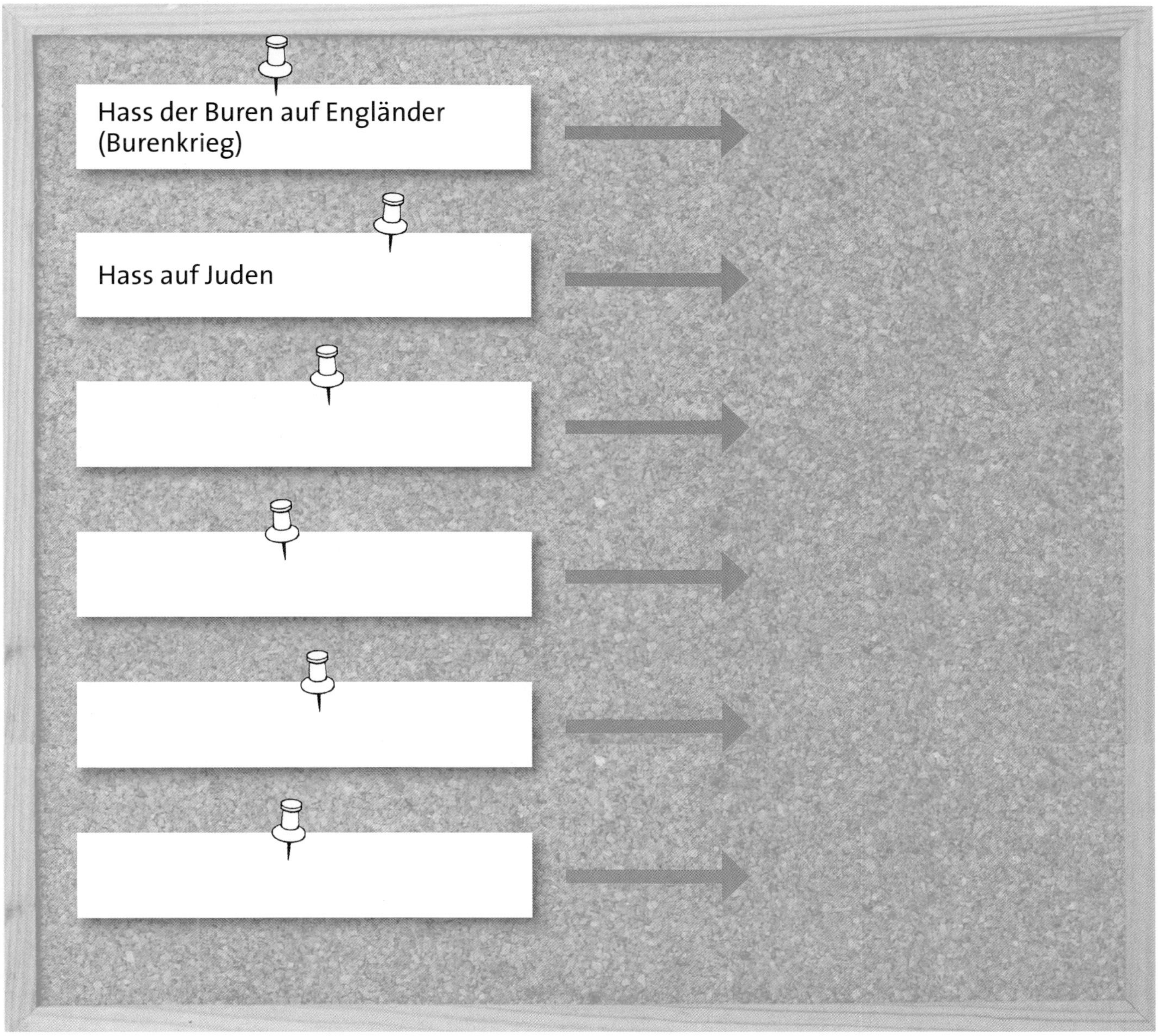

Wissen wollen …

- **Sara und Jo haben unabhängig voneinander Deutschland besucht und dabei Erfahrungen gesammelt, wie sich Menschen in der Zeit des Nationalsozialismus verhalten haben. Stelle in der Grafik dar, was viele sahen oder sehen konnten und wie sie sich rechtfertigten.** (S. 269 [30] ff.)
- **Ergänze entsprechend für Südafrika während der Apartheid.**

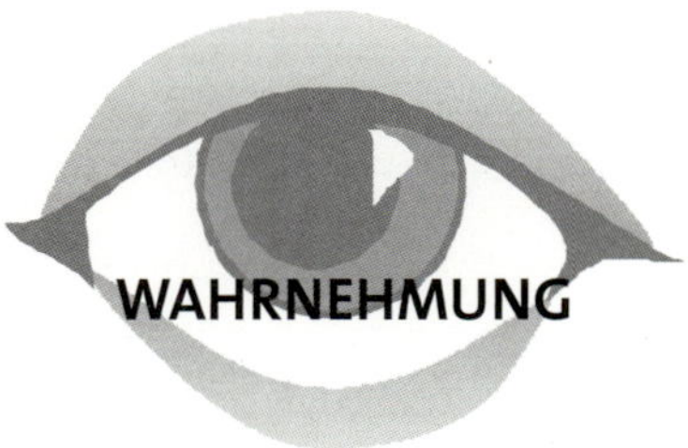

WIRKLICHKEIT

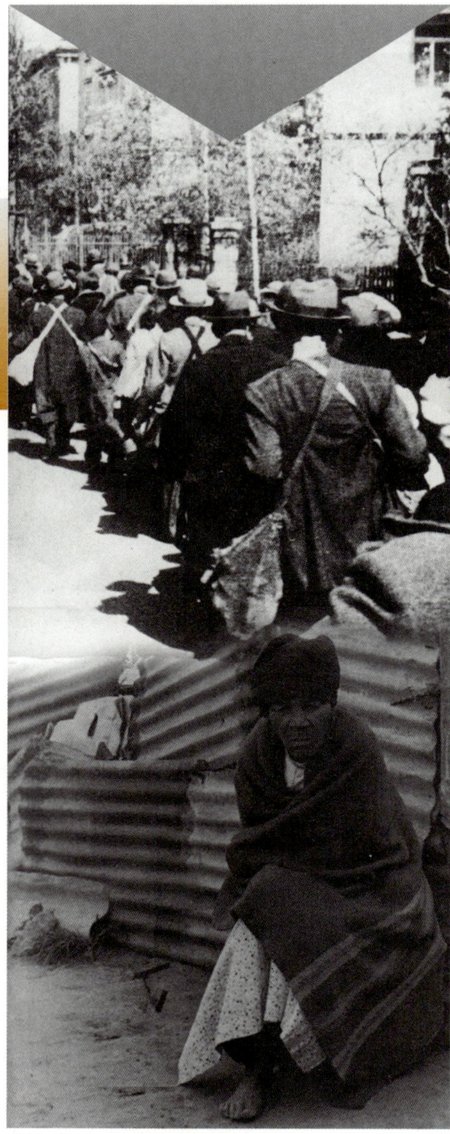

REAKTION – KONSEQUENZ

Sara

Frauen im KZ

viele Deutsche

Familienmitglieder der Familie Leroux

„Die Welt ist viel zu gefährlich, um darin zu leben – nicht wegen der Menschen, die Böses tun, sondern wegen der Menschen, die daneben stehen und sie gewähren lassen."

Albert Einstein
Aus: S. Bruchfeld/P.A. Levine: Erzählt es euren Kindern. Der Holocaust in Europa. München 2004, S. 24

„Es scheint, die Menschen im Dritten Reich wussten so viel (z.B. über die Ermordung von deutschen Mitbürgern) oder so wenig (z. B. über die Ermordung der jüdischen Mitbürger des Landes), wie sie gern wissen wollten. Was sie nicht wussten, wollten sie, aus offensichtlichen Gründen, auch nicht wissen. Aber nicht wissen wollen heißt stets, genug zu wissen, um zu wissen, dass man nicht wissen will."

J. P. Stern, englischer Historiker, Augenzeuge
Aus: S. Bruchfeld/P.A. Levine: Erzählt es euren Kindern. Der Holocaust in Europa. München 2004, S. 130

Die Würde des Menschen zu schützen, ist die Verpflichtung der Demokratie

Grundgesetz für die Bundesrepublik Deutschland

Das Grundgesetz (GG), am 24. Mai 1949 in Kraft getreten, entstand unter dem Eindruck der nationalsozialistischen Diktatur, der Verbrechen des Holocausts[1] und des Zweiten Weltkrieges.

Es sollte sicher stellen, dass es keiner Partei mehr möglich sein dürfe, die Demokratie zu missbrauchen und eine Diktatur zu errichten. Bewusst wurden deshalb auch die „Menschenrechte“ fest an den Beginn der Verfassung gestellt:

Artikel 1

(1) Die Würde des Menschen ist unantastbar. Sie zu achten und zu schützen ist Verpflichtung aller staatlichen Gewalt.

(2) Das Deutsche Volk bekennt sich darum zu unverletzlichen und unveräußerlichen Menschenrechten als Grundlage jeder menschlichen Gemeinschaft, des Friedens und der Gerechtigkeit in der Welt.

Artikel 3

(1) Alle Menschen sind vor dem Gesetz gleich.

(3) Niemand darf wegen seines Geschlechtes, seiner Abstammung, seiner Rasse, seiner Sprache, seiner Heimat und Herkunft, seines Glaubens, seiner religiösen oder politischen Anschauungen benachteiligt oder bevorzugt werden. Niemand darf wegen seiner Behinderung benachteiligt werden.

Fremdenfeindlichkeit, Antisemitismus und rechtsextreme Gewalt in Deutschland

Rechtsextremisten lehnen die freiheitlich-demokratische Grundordnung ab und wollen – auch unter Anwendung von Gewalt – ein staatliches System errichten, in dem nationalistisches und rassistisches Gedankengut die Grundlage der Gesellschaftsordnung bilden. Grundlagen dieser Haltung sind vor allem der Nationalismus, der Rassismus und der Antisemitismus. Vorherrschend ist die Meinung, dass Rechte und der Wert eines Menschen von seiner Herkunft, seiner Nation oder der Zugehörigkeit zu einer Rasse abhängen.

Dieser Fanatismus zeigt sich auch in der Forderung nach einem nach dem Führerprinzip aufgebauten Staatswesen. Die Demokratie wird verachtet.

Verbindend ist auch die Verharmlosung oder Verherrlichung des Nationalsozialismus und die Leugnung der Verbrechen während der Nazi-Diktatur.

In den letzten Jahren äußert sich Rechtsradikalismus in Fremdenhass und Gewalt gegen Ausländer und Flüchtlinge. Rechtsextreme Gruppierungen in Deutschland erstarken, Aggressionen gegen Flüchtlinge und Asylbewerber nehmen zu.

Das Bundesamt für Verfassungsschutz schätzte 2016 die Anzahl der gewaltorientierten Rechtsextremisten auf rund 11.800 Personen, stetig anwachsend. Eine gefährliche Tendenz.

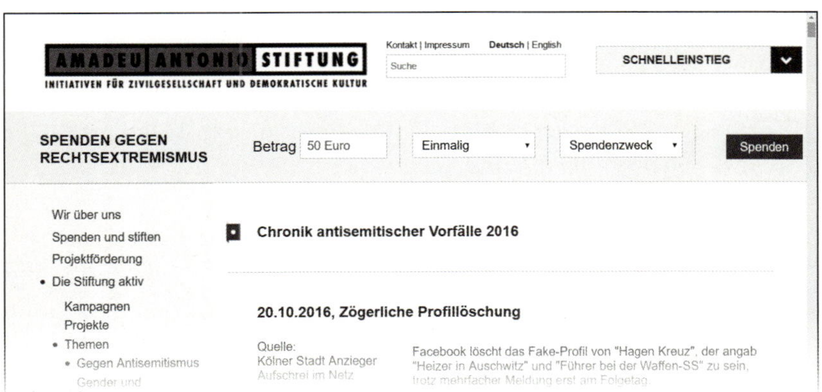

Die **Amadeu Antonio Stiftung** organisiert gemeinsam mit ihren Partnern Kampagnen gegen Rechtsextremismus, Antisemitismus und Rassismus.

Auf ihrer Website kannst du dich informieren. Dort ist auch die „Chronik antisemitischer Vorfälle“ aufrufbar:

https://www.amadeu-antonio-stiftung.de/die-stiftung-aktiv/themen/gegen-as/antisemitismus-heute/chronik-antisemitischer-vorfaelle-2016

1 *Holocaust* („vollständig verbrannt“; auch *Schoah* genannt, „die Katastrophe“, „das große Unglück/Unheil“)
In Deutschland ist es nach § 130 Abs. 3 des Strafgesetzbuches verboten, den nationalsozialistischen Völkermord an den europäischen Juden öffentlich zu billigen, zu verharmlosen oder zu leugnen.

Besorgt durch immer neue Übergriffe gegen Menschen, die nicht ins Bild eines weißen Deutschen passen, rief der *stern* im August 2000 die **Aktion „Mut gegen rechte Gewalt"** ins Leben. Sie ermutigt zu mehr Zivilcourage, leistet Initiativen und unbürokratische Hilfe gegen Rechtsextremismus.

Auf der Website werden auch flüchtlingsfeindliche Vorfälle in einer Chronologie erfasst:

http://www.mut-gegen-rechte-gewalt.de/service/chronik-vorfaelle

Übergriffe und Demonstrationen gegen Geflüchtete und ihre Unterkünfte für das Jahr 2016

Angriffe auf Asylsuchende und ihre Unterkünfte	**1.963**
• Davon tätliche Übergriffe auf Asylsuchende (Körperverletzung)	385
• Davon Brandanschläge auf Unterkünfte	102
• Davon sonstige Angriffe auf Unterkünfte und Asylsuchende (Stein-/Böllerwürfe, Schüsse, rechte Schmierereien, Bedrohungen etc.)	1.476
Verletzte Asylsuchende (durch Brandanschläge, tätliche Übergriffe etc.)	472
Demonstrationen/Kundgebungen	64

Quelle: Chronik flüchtlingsfeindlicher Vorfälle von Amadeu Antonio Stiftung und Pro Asyl

Das Bundesamt für Verfassungsschutz warnt: Rechtsextremistische Straf- und Gewalttaten nehmen zu

Gesamtzahl rechtsextremistisch motivierter Straftaten im Jahr 2015	**21.933**
Zahl der Gewalttaten (überwiegend Körperverletzungsdelikte) – Anstieg um 42,2 %	1.408
Fremdenfeindlich motivierte Gewalttaten	918
Die höchste jemals registrierte Anzahl antisemitisch motivierter Gewalttaten	29

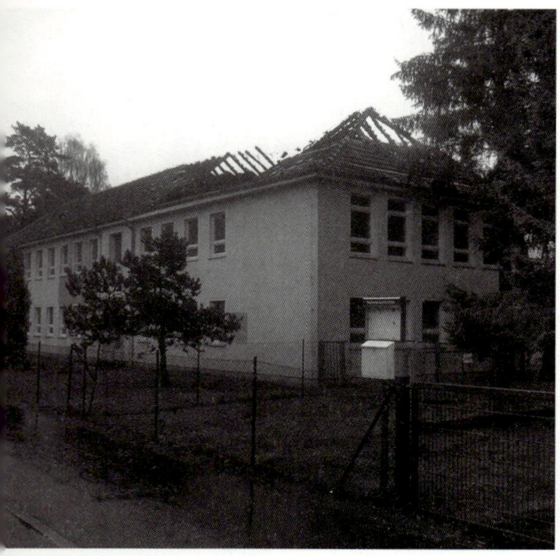

Die geplante Flüchtlingsunterkunft in der Trassenheide brannte in der Nacht auf den 15. Novembers 2015 bei einem Brandanschlag durch Unbekannte aus. Hier sollten 15 Flüchtlinge in vier für diesen Zweck hergerichteten Wohnungen unterkommen.

(Wikimedia, CC0 1.0)

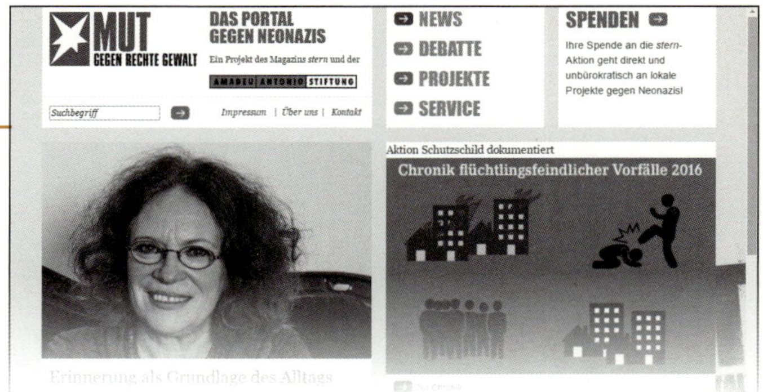

Bei der Gewaltentwicklung fällt besonders auf:

- Es liegen Hinweise auf organisierte Gewalt bis hin zu Ansätzen für rechtsterroristische Strukturen vor.
- Fremdenfeindliche Gewalt wird auch von Personen außerhalb rechtsextremistischer Strukturen verübt.
- Es findet eine Ausweitung von Opfertypen statt (Politiker, Polizisten, Journalisten, Mitarbeiter von Flüchtlingsorganisationen usw.).

Augenfällig ist die stark angestiegene Zahl der rechtsextremistisch motivierten Angriffe auf Asylbewerberunterkünfte: Nach Angaben des Bundeskriminalamts (BKA) wurden im Jahr 2015 insgesamt 894 rechtsextremistische Straftaten (2014: 170), davon 153 Gewalttaten, verübt (2014: 25).

Die Zahl der rechtsextremistischen Brandanschläge gegen Asylbewerberunterkünfte ist mit 75 im Vergleich zum Vorjahr enorm angestiegen (2014: 5). Somit richtete sich mehr als jeder zweite rechtsextremistisch motivierte Brandanschlag in 2015 gegen die Unterbringung von Asylsuchenden. Während es sich bei einem Großteil der Gewaltdelikte nach vorläufiger Bewertung eher um situative und spontan ausgeführte Taten von Personen aus der engeren Wohnumgebung handeln dürfte, weisen einzelne Gewalttaten ein erhöhtes Maß an Vorbereitung und Planung auf.

Quelle: Bundesamt für Verfassungsschutz
https://www.verfassungsschutz.de/de/arbeitsfelder/af-rechtsextremismus/zahlen-und-fakten-rechtsextremismus/zuf-re-2015-straf-und-gewalttaten

Antisemitismus bedroht jüdisches Leben und Demokratie in Deutschland und Europa

Am 27.01.2015, dem Holocaust-Gedenktag, stellte das Institut für interdisziplinäre Konflikt- und Gewaltforschung der Universität Bielefeld neue Zahlen und Ergebnisse zu antisemitischen Einstellungen in der deutschen Bevölkerung vor:

- *18 % der Deutschen vertreten die Auffassung: „Durch ihr Verhalten sind Juden an ihrer Verfolgung mitschuldig".*
- *23 % – fast ein Viertel – der älteren Deutschen ab 60 Jahren, meint: „Juden haben in Deutschland zu viel Einfluss".*
- *Bei den Jüngeren bis 30 Jahren ist die Zahl mit knapp 10 % deutlich geringer, bleibt aber seit Jahren beinahe auf einem ähnlichen Stand.*
- *Die Mehrheit der Befragten äußerte sich verärgert darüber, „dass den Deutschen auch heute noch die Verbrechen an den Juden vorgehalten werden."*

Quelle: Pressemitteilung der Universität Bielefeld vom 27.01.2015
http://ekvv.uni-bielefeld.de/blog/pressemitteilungen/entry/antisemitismus_bedroht_j%C3%BCdisches_leben_und

Im Glossar und in der Zeittafel des Romans „Meine Schwester Sara" kannst du ab S. 289 über die Geschichte Südafrikas und die Apartheid nachlesen. Die folgenden Artikel geben Einblicke in
- die Wurzeln der Sklaverei,
- das Leben in der Zeit der Apartheid,
- die Überwindung der Apartheid und das Leben in Südafrika heute.

Wurzeln des Rassismus und der Sklaverei

Die Rechtfertigung für ihren Rassismus und für das System der Apartheid fanden die Buren im calvinistischen Glauben.

Calvin teilte die Menschheit in zwei Gruppen ein, in *Erwählte* und *Verworfene*. Er predigte, dass jeder Mensch schon von Geburt an durch Gottes Weisheit zur ewigen Seligkeit oder zur ewigen Verdammnis bestimmt ist (Prädestinationslehre):

> *„Unter Prädestination verstehen wir Gottes ewige Anordnung, vermöge deren er bei sich beschloss, was nach seinem Willen aus jedem einzelnen Menschen werden sollte.*
> *Denn die Menschen werden nicht alle mit der gleichen Bestimmung erschaffen, den einen wird das ewige Leben, den anderen die ewige Verdammnis vorher zugeordnet. Wie also nun der einzelne zu dem einen oder anderen Zweck geschaffen ist, so – sagen wir – ist er zum Leben oder zum Tod prädestiniert."*

J. Calvin, Institutio Christianae Religionis III

Aus Liebe zu Christus und dankbar für seine Gnade, so Calvin, trägt der gehorsame Christ Gottes ewige Prinzipien in Familie und Gesellschaft hinein und verändert sie zum Guten. Als calvinistische Protestanten interpretierten die Buren das Alte Testament rassistisch:

- So rechtfertigten sie die Eroberung des Landes und die Unterwerfung der Schwarzen als ihre Bewährung vor Gott.
- In den Schwarzen sahen sie *Verworfene*, die den anderen dienen müssen.
- Mit den von Gott Verstoßenen durften sie, die *Auserwählten*, sich nicht vermischen.

Damit verbanden sich die Selbstüberschätzung der europäischen Kultur und das Gefühl, das von Gott auserwählte Volk zu sein. Die *baaskap*, die Herrschaft der Weißen, wurde zur gottgewollten Pflicht erklärt.

Schon am Anfang ihrer Geschichte schlossen die *Voortrekker* ein Bündnis mit Gott, ein feierliches Gelübde, dass, wenn er sie aus der Übermacht angreifender Zulus errette, sie ihm ein Gotteshaus bauen und ihn jedes Jahr mit einem Dank- und Feiertag ehren würden.

Hendrik French Verwoerd wurde 1958 Premierminister Südafrikas. Er vertrat die Meinung:

> *„Lasst uns die Stellung des weißen Mannes in der heutigen Welt betrachten ... im Atomzeitalter, in dem wir leben. Wer ist verantwortlich für die Entwicklungen und Erkenntnisse, die Entdeckungen und deren Nutzung auf so vielen Gebieten? ... Ist es heute nicht immer noch der weiße Mann, der durch seine Initiative, durch seine Geisteskraft, durch sein Organisationstalent praktisch alles erschafft, was heute für die Zivilisation von Nutzen ist? Ist es nicht so, dass die nichtweißen Völker im Wesentlichen nachfolgen, dass sie davon Gebrauch machen, aber es nicht selbst schaffen können? Darum sage ich, dass in der Welt von heute der weiße Mann, obwohl seine Zahl so viel geringer ist als die der Nichtweißen, von unglaublich großer Wichtigkeit ist."*

Schon 1950 hatte Verwoerd als Minister für Bantuangelegenheiten seine radikalen Erziehungsansichten durchgesetzt:

> *„Was soll man den Bantukindern Mathematik beibringen, wenn sie es in der Praxis doch nicht benötigen? (...) Bildung soll den Menschen das vermitteln, was sie in ihrem Leben brauchen werden (...)"*

Desmond Tutu: Keine Zukunft ohne Versöhnung. Düsseldorf: Patmos Verlag 2001, S. 22

Die Briten fühlten sich den Bantu überlegen. Sie sahen sich von Gott auserwählt, über die Schwarzen zu herrschen und sie zu „zivilisieren". Damit rechtfertigten sie ihrerseits die Unterwerfung der Bantu zwischen 1830 und 1900 und den Ausbau ihrer Kolonialmacht.

1792 schaffte Dänemark als erstes europäisches Land die Sklaverei ab. 1807 folgten Großbritannien und 1808 die Vereinigten Staaten nach. 1833 wurde das Verbot auf alle britischen Kolonien ausgedehnt. Die rassistische Unterdrückung und Ausbeutung waren damit noch lange nicht beendet. Die europäischen Kolonialmächte teilten weiterhin die Welt unter sich auf.

Das System der Apartheid

Nach dem Wahlsieg 1948 richtete die Nationale Partei (NP) der Buren ihre volle Konzentration darauf, die Apartheid Schritt für Schritt auszubauen. Dabei konnte auf bereits vorhandene Gesetze zurückgegriffen werden.

Die Einwohner Südafrikas wurden 1950 in vier Bevölkerungsgruppen unterteilt:

- die Weißen (15 %)
- die Farbigen/Mischlinge (8,5 %)
- die Inder/Asiaten (2,5 %)
- die schwarze Bevölkerung (74 %)

In den Pässen wurden entsprechende Buchstaben, zum Beispiel „C“ für Coloureds, eingetragen.
Der burisch-calvinistischen Rassentheorie entsprechend, wurde jeder Gruppe „ihre Bestimmung“ zugeordnet, die Gruppen dürfen sich demnach auch nicht durchmischen.
Der gläubige Bure hat die Pflicht, die gottgegebenen Unterschiede zu bewahren und die Vermischung der Rassen zu verhindern. So wurde das Prinzip der Rassentrennung Schritt für Schritt zu einem Rassismus ausgebaut, der die farbige Bevölkerung in vielen Lebensbereichen benachteiligte – und zugleich der weißen Minderheit Privilegien und Macht sicherte.

Der „Immorality Act“

Seit 1927 bestand der „Immorality Act“. Das Gesetz sollte die rassische Trennung erzwingen.

- Geschlechtsverkehr zwischen Weißen und Schwarzen wurde unter Strafe gestellt.
- 1950 und 1957 wurde das Gesetz verschärft:
  Jegliche sexuelle Beziehung von Weißen zu Nichtweißen wurde unter Strafe gestellt. Bis zu sieben Jahre Haft konnten bei Verstößen ausgesprochen werden!
  Zwischen 1950 und 1960 wurden etwa 4000 Personen nach dem „Immorality Act“ zu Haftstrafen verurteilt.
- 1949 wurden durch die „Prohibition of Mixed Marriages Act“ Ehen zwischen Weißen und Nichtweißen verboten.

Wie andere Apartheidsgesetze auch, wurden erst in den 80er Jahren viele Gesetze aufgehoben oder abgemildert.

Kleine und große Apartheid

Die Apartheid unterteilte sich in die *kleine* Apartheid und die *große* Apartheid.
Die *kleine* Apartheid forderte die rassische Trennung im Dienstleistungsbereich und in der Öffentlichkeit:

- getrennte Abteile in Bussen und Zügen
- getrennte Schulen für Farbige und Weiße
- getrennte Eingänge in öffentlichen Gebäuden
- eigene Krankenhäuser
- eigene Küchen in Betrieben
- separate Toiletten in der Öffentlichkeit und in Betrieben
- getrennte Badestrände ...

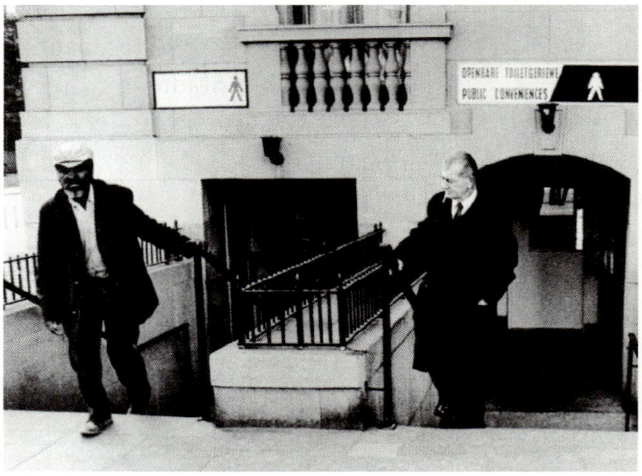

Der Alltag der Nichtweißen wurde von der *kleinen Apartheid* und durch diskriminierende Verbote bestimmt.

Die *große Apartheid* entwickelte die räumliche Trennung der Rassen und führte in die Homeland-Politik.
Sie legte gesetzlich fest:

- getrennte Wohngebiete in jeder Stadt, in jedem Dorf
- getrennte Schulsysteme mit unterschiedlich qualifizierten Lehrern
- ausschließliches Wahlrecht für Weiße
- 1971 Entzug der Staatsbürgerschaft für die schwarze Bevölkerungsmehrheit

Die Wohngebiete der weißen Bevölkerung lagen meistens in den geographisch und strukturell günstigen Bezirken. Wurden die „weißen Bereiche“ zu eng, mussten die Farbigen und Asiaten ihre Wohngebiete räumen. So wurden bei der Räumung des District Six in Kapstadt beinahe 60 000 Menschen in ein etwa 30 km entferntes Gebiet zwangsumgesiedelt.

Homelands und Zwangsumsiedlungen

Die „Reservate" bestanden als Reste afrikanischen Besitzes noch aus der Zeit der Widerstandskriege des 19. Jahrhunderts. Sie wurden in „Heimatländer" (homelands) umbenannt. Für die neun von der südafrikanischen Regierung festgelegten Nationen Schwarzer wurden zehn Republiken festgelegt. Jeder Schwarze wurde „seiner" Nation zugeordnet. Das führte bei vielen Menschen, deren Vorfahren aus vielerlei Völkern stammten, zu Willkür, Familien und Verwandtschaftsbande wurden zerrissen. Als Wohnsitz sollte nun das „Heimatland" dienen. Dies erforderte die Zwangsumsiedlung von über 3,5 Millionen Menschen. Die Umgesiedelten verloren 1971 zudem ihre südafrikanische Staatsangehörigkeit. Sie wurden zu „Staatsbürgern" ihres Homelands.

Die Bantuheimatländer entwickelten sich zu Sammelbecken billiger Arbeitskräfte. Die Gebiete waren meist auseinandergerissen, viel zu klein, für die Landwirtschaft ausgelaugt und übervölkert. Sie konnten die wachsende Bevölkerung nicht mehr ernähren. In den Homelands gab es kaum Industrie. Die arbeitssuchenden Männer und Frauen mussten als Wanderarbeiter ins „weiße Südafrika" gehen, um Arbeit auf Plantagen und Farmen, in Fabriken und Bergwerken oder in weißen Haushalten zu suchen.

Nur einmal im Jahr durften sie für vier Wochen bei ihrer Familie sein. Besuche durch Familienmitglieder waren kaum möglich. So verkamen die Homelands zu „Lagern", in denen sich vor allem alte Menschen, Frauen und Kinder aufhielten.

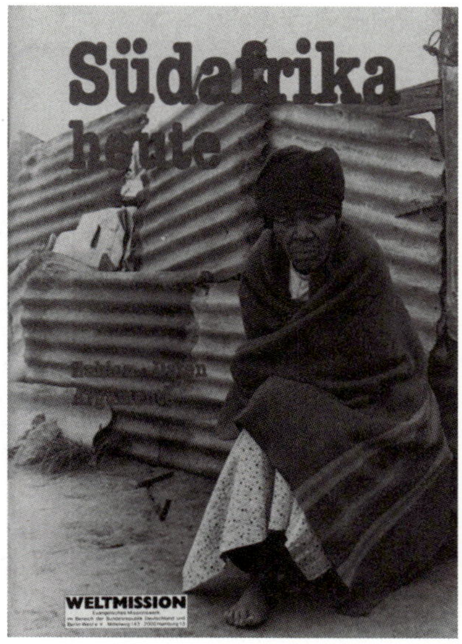

Titelbild „Südafrika heute", Hrsg. Evangelisches Missionswerk, Hamburg, 1986

Townships, Zuzugskontrollgesetze und Passgesetze

Für die schwarze, die farbige oder die indische Bevölkerung wurden schon seit 1927 eigene Wohngegenden, die Townships, eingerichtet. Sie wuchsen rasch zu eigenen Städten an. Soweto ist die bekannteste Township.

Um den Zuzug Schwarzer in die Städte zu unterbinden, wurden der „Zufluss" kontrolliert und Maßnahmen gegen „Unbefugte" ergriffen. Schwarze Städte, die an weiße Gebiete grenzten, wurden militärisch kontrolliert und als Vororte zu befestigten Ghettos ausgebaut. Deshalb entstanden nahe der großen Städte immer wieder sogenannte „illegale Lager", wie Crossroads bei Kapstadt. Dort lebten, besser gesagt hausten Frauen und Kinder, um in der Nähe ihrer Arbeitsplätze und ihrer Männer zu sein. Diese Siedlungen wurden regelmäßig gewaltsam abgerissen, Einwohner, die sich wehrten, misshandelt, inhaftiert und immer wieder in die „Heimatländer" abgeschoben.

Die Passgesetze gab es bereits seit Beginn des 20. Jahrhunderts. Sie wurden verschärft und immer mehr Afrikaner wurden willkürlich bei geringsten Verstößen verhaftet und schikaniert.

Der Pass, zweisprachig „reference book – bewysboek" genannt, ordnete jedem schwarzen Südafrikaner seine Stammeszugehörigkeit und sein Reservat zu. Eingetragen wurden Aufenthaltsgenehmigung, die Anschrift der Arbeitsstelle, Steuerzahlungen und Angaben über polizeiliche Auflagen.

Fehlende Eintragungen oder das Fehlen des Passes bei einer Kontrolle führten zu Verhaftungen. Hunderttausende wurden jährlich zu Haft- und Geldstrafen verurteilt oder aus dem „weißen Gebiet" verbannt.

Formell wurden die Passgesetze 1985, wie auch andere Regelungen der „kleinen Apartheid", abgeschafft. Neue Regelungen banden die neuen Ausweise jedoch an den Nachweis eines Arbeits- und Wohnplatzes. Für die meisten konnte dieser nicht erbracht werden.

Fast vier Millionen Schwarze sollen aufgrund fehlender Aufenthaltsgenehmigungen verhaftet worden sein.

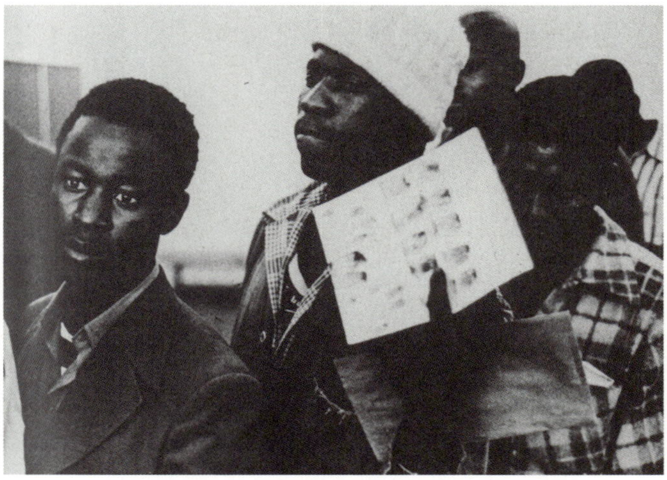
Die Fingerabrücke auf den Personalpapieren werden zur Identität des Wanderarbeiters
Aus: „Südafrika heute", Hrsg. Evangelisches Missionswerk, Hamburg, 1982

Landbesitz und Einkommen

	Schwarz	Weiß
Bevölkerung %	85	15
Landaufteilung %	13	87
Durchschnittsgehalt pro Monat (Rand)	320	1350
Erziehung: Ausgaben pro Kind pro Jahr (Rand)	280	1654

Gesundheit – medizinische Versorgung

	Schwarz	Weiß
Bevölkerung pro Arzt	40000	400
Krankenhausbetten pro 1000 Einwohner		
Johannesburg	–	12
Soweto	2	–

Ärzte: In den Homelands kam auf 90000 Schwarze im Schnitt nur ein Arzt. In vielen Homelands gab es jedoch keine Ärzte und Krankenhäuser, die nächstgelegenen waren oft Tagesreisen entfernt gelegen.

Quelle: Christian Aid, London, 1986; R. Weiß, Wir sind alle Südafrikaner. Hamburg 1986

Das Erziehungswesen – die „Bantuerziehung"

Das „Bantuerziehungsgesetz" von 1953 raubte den Schwarzen praktisch alle Bildungschancen. Die Bestimmung, dass in den Stammesgebieten in der jeweiligen Bantusprache unterrichtet werden sollte, schloss die Jugendlichen von Aufstiegschancen aus.

Es regelte auch die Ausgaben für die Schulen.

Auch die zahlreichen kirchlichen Schulen im Land, die bis 1953 schwarze Schüler besser ausgestattet und umfassender ausgebildet hatten, mussten sich nun auf den „Bantustandard" beschränken. Dieser bedeutete eine schlechtere Versorgung mit Lehrern, weniger Geld und überfüllte Schulen.

Der damalige Erziehungsminister H. F. Verwoerd begründete die „Bantuerziehung" so:

> *„Der Schwarze muss dazu angeleitet werden, seiner eigenen Gemeinschaft in jeder Hinsicht zu dienen. Oberhalb des Niveaus bestimmter Arten von Arbeiten ist für ihn in der weißen Gemeinschaft kein Platz. Innerhalb seiner eigenen Gemeinschaft aber stehen ihm alle Türen offen. Deshalb bringt es ihm nichts, eine Ausbildung zu erhalten, welche die Aufnahme in die weiße Gemeinschaft zum Ziel hat ..."*

Ausgaben für Bildung (1989)

Bevölkerungsgruppen	Anteil an den Bildungsausgaben	Anteil der jeweiligen Gruppe an der Gesamtbevölkerung
Schwarze	43 %	74 %
Weiße	40 %	15 %
Farbige	12 %	8,8 %
Inder	5 %	2,6 %

Verhältnis Schüler – Lehrer (1988)

Bevölkerungsgruppen	Schulen	Schüler	Verhältnis Schüler – Lehrer
Schwarze	13757	7027573	40:1
Weiße	3570	1047656	18:1
Farbige	--	832329	23:1
Inder	--	233910	21:1

Quelle: South Africa Yearbook 1989/90

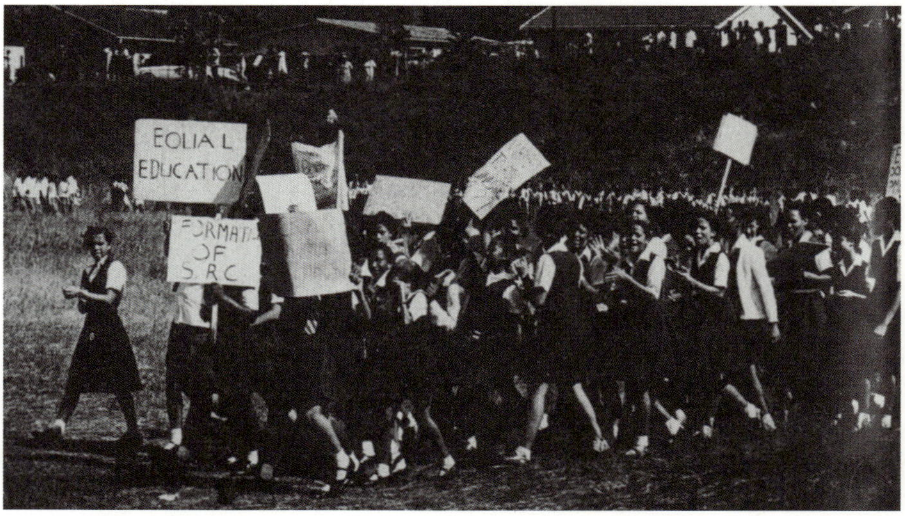

In monatelangen Schulstreiks forderten Eltern, Schüler und Lehrer 1980 ein einheitliches Schulsystem. Aus: „Südafrika heute", Hrsg. Evangelisches Missionswerk, Hamburg, 1982

Unterdrückung – Polizei und Armee sichern die Apartheid

Die Durchsetzung der Apartheid war nur möglich durch Verbote und einen mächtigen Polizeiapparat, unterstützt durch die Armee. Bereits während der 50er und 60er Jahre wurden zahlreiche Gesetze erlassen, um die Rechte der Farbigen zu unterdrücken. Das Gesetz zur Unterdrückung des Kommunismus, das Gesetz gegen aufständische Versammlungen, das Terrorismusgesetz und das Gesetz über Innere Sicherheit unterbanden praktisch jegliche legale Kritik und ermöglichten es, Kritiker mundtot zu machen oder einzusperren.

„Wenn der Justizminister Grund zu der Annahme hat, dass eine Person einen terroristischen Anschlag oder ein dazu in Beziehung stehendes Verbrechen begehen will, oder wenn er überzeugt ist, dass eine Person in Aktivitäten verwickelt ist, die die Sicherheit des Staates oder die Aufrechterhaltung von Sicherheit und Ordnung gefährden, kann er im Sinne einer vorbeugenden Maßnahme verfügen, dass diese Person inhaftiert wird."

South Africa Yearbook 1989/90, S. 267

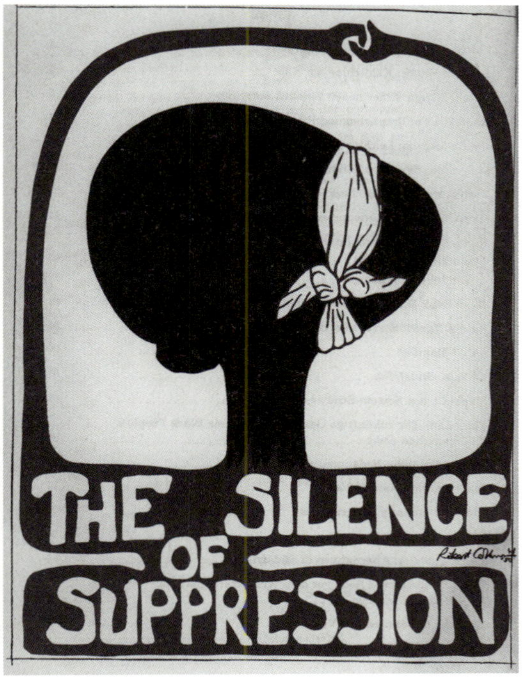

Mit solchen „Gummiparagraphen" konnten freie Meinungsäußerung und Kritik jederzeit unterbunden werden. Zudem wurden Organisationen sowie Personen und deren Veröffentlichungen in Büchern und in Zeitungen unter „Bann" gestellt. Eine „gebannte" Person durfte sich nicht außerhalb eines Radius von fünf Meilen bewegen, abends und nachts das Haus nicht verlassen und mit keiner anderen „gebannten" Person Kontakt aufnehmen. Betroffene konnten nichts mehr veröffentlichen und ihre Veröffentlichungen durften nicht zitiert werden. Das bedeutete daher Meinungs- und Berufsverbot zugleich.

Inhaftierungen bis zu 90, später bis zu 180 Tage ohne Rechtsbeistand durch einen Anwalt oder Kontakt zu Angehörigen waren zulässig. Oft wurden Verhaftete geschlagen und gefoltert. Zahlreiche Todesfälle in Gefängnissen wurden nie aufgeklärt.

Als der Widerstand dennoch immer mehr wuchs, konnte seit 1986 der Justizminister ein Gebiet zu einem Unruhegebiet erklären und Polizei und Armee einsetzen, um Proteste zu unterbinden.

Weltmission heute zum Thema „Zum Schweigen verurteilt – In Südafrika gebannt", Hrsg. Evangelisches Missionswerk, Hamburg, 3. Auflage 1979

ZWEI FURCHTBARE EREIGNISSE MARKIEREN WENDEPUNKTE IN DER SÜDAFRIKANISCHEN GESCHICHTE.

Das Sharpeville-Massaker 1960

Sharpeville ist eine Township (Wohngegend für Schwarze, Farbige und Asiaten) in der Nähe der Industriestadt Vereeniging. Sie beherbergte die billigen Arbeitskräfte für nahe gelegene Industriestädte.

Bei einer gewaltfreien Kundgebung gegen die Passgesetze am 21. März 1960 versammelten sich 20 000 Afrikaner aus Protest ohne Pässe. Ohne angegriffen geworden zu sein, richtete die Polizei ein Blutbad an: 67 Schwarze wurden zumeist von hinten erschossen. Das Massaker löste im ganzen Land Streiks und Protestaktionen aus.

Die weiße Regierung wies jegliche Kritik und Verantwortung zurück und verbot den „African National Congress" (ANC) und den PAC (Panafrikanischer Kongress). Die Zeit des gewaltlosen Widerstandes war nun vorüber, ANC und PAC wurden in den Untergrund gedrängt, wo sie die bewaffneten Zweige „Umkhonto we Sizwe" (ANC: Speer der Nation), und „Poqo" (PAC: Wir allein) gründeten.

Auf Gewalt folgte Gegengewalt. Regierungsbüros und Stromanlagen wurden bei Anschlägen zerstört. Dabei starben immer mehr Menschen. 1964 wurde Nelson Mandela festgenommen, wenig später der Rest der Führungsgruppe, die meisten wurden zu lebenslanger Haft verurteilt. Damit schien der schwarze politische Widerstand zunächst gebrochen.

Südafrika wurde im Ausland und in der UNO heftig kritisiert und die Apartheid weltweit in Frage gestellt. Dem Ausschluss aus dem Commonwealth of Nations kam Südafrika nur durch seinen eigenen Austritt zuvor und rief sich 1951 als die „Republic of South Africa" aus.

1966 erklärten die Vereinten Nationen den 21. März zum Internationalen Tag gegen Rassismus.

Soweto 1976

Hector Pieterson – erschossen am 16. Juni 1976

Hector Pieterson – 13 Jahre alt, wurde am 16. Juni 1976 erschossen. Das Mädchen links ist seine Schwester. Hector hieß eigentlich mit Familiennamen Pitso. Durch den englischen Namen hoffte er, größere Chancen im Leben zu bekommen.

Zunächst zog Hector mit einem kleinen Protestzug von etwa hundert Jugendlichen durch die Straßen. Daraus entwickelte sich rasch eine Demonstration von tausenden Schülerinnen und Schülern gegen die Einführung von AFRIKAANS (Sprache der burischen Weißen) als Schulsprache. Ihre eigene Sprache wurde zudem in der Schule verboten. Da sie auch kein Englisch lernen durften, wurden ihnen bessere Berufs- und Lebenschancen verbaut. Wie viele andere wollte Hector sich für seine Zukunft engagieren und seine Menschenrechte einfordern.

Grundlos eröffnete die Polizei das Feuer auf die singenden Demonstranten. Über 550 Schülerinnen und Schüler wurden bei dem Massaker erschossen. Bei den nachfolgenden landesweiten Unruhen gab es über eintausend weitere Opfer.

Nelson Mandela weihte 1992 zum Gedenken an Hector und die jugendlichen Opfer in Soweto das **Hector Pieterson Memorial** ein. Das Mahnmal trägt folgende Inschrift:

„Honour the youth who gave their lives in the struggle for freedom and democracy.
In memory of Hector Peterson and all other young heroes and heroines of our struggle who laid down their lives for freedom, peace and democracy."

„Zu Ehren der Jugend, die ihr Leben gab im Kampf für Freiheit und Demokratie.
Zum Andenken an Hector Peterson und allen anderen jungen Helden und Heldinnen unseres Kampfs, die für Freiheit, Frieden und Demokratie ihr Leben ließen."

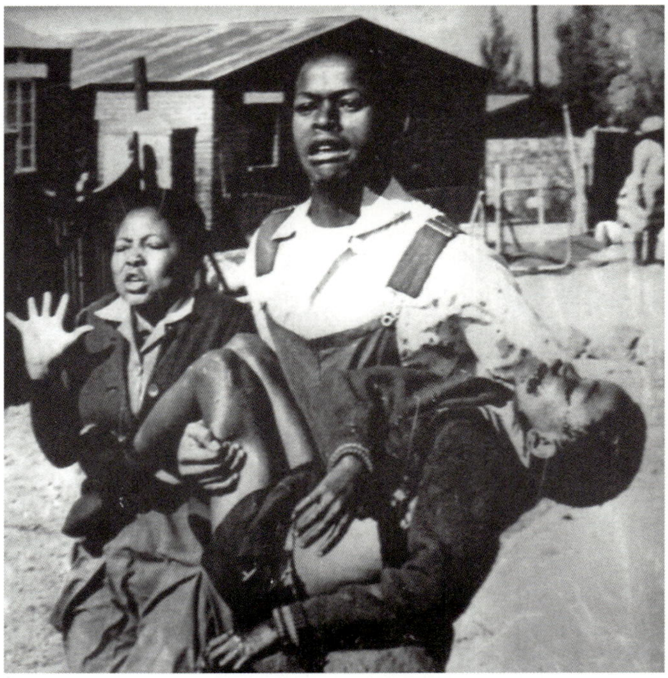

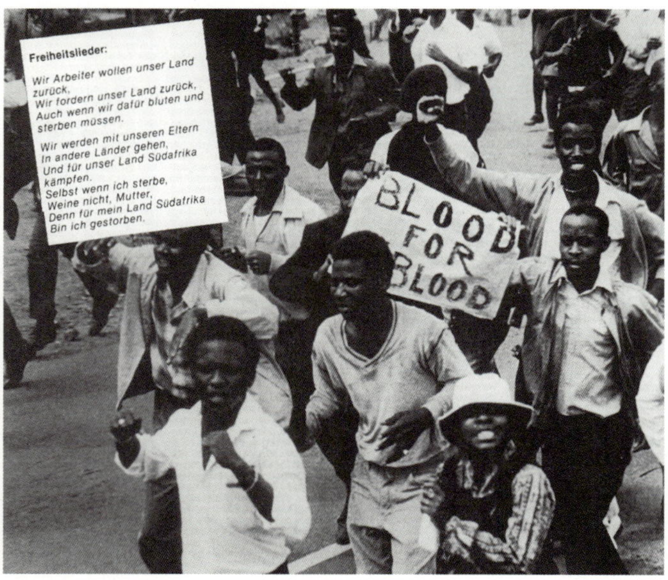
Freiheitslieder:
Wir Arbeiter wollen unser Land zurück,
Wir fordern unser Land zurück,
Auch wenn wir dafür bluten und sterben müssen.
Wir werden mit unseren Eltern
In andere Länder gehen,
Und für unser Land Südafrika kämpfen.
Selbst wenn ich sterbe,
Weine nicht, Mutter,
Denn für mein Land Südafrika
Bin ich gestorben.
BLOOD FOR BLOOD

Widerstand und Gewalt

Tracy Chapman hat Ende der 80er Jahre das Lied „Talking 'bout Revolution" komponiert und darin ausgedrückt, weshalb viele die Revolte für unumgänglich hielten:

Don't you know, they're talkin' bout a revolution
It sounds like a whisper
Don't you know, they're talkin' about a revolution
It sounds like a whisper

While they're standing in the welfare lines
Crying at the doorsteps of those armies of salvation
Wasting time in the unemployment lines
Sitting around waiting for a promotion

Poor people gonna rise up and get their share
Poor people gonna rise up and take what's theirs

Don't you know, you better run, run, run ...
Oh I said you better run, run, run ...

Finally the tables are starting to turn
Talkin' bout a revolution

Quelle://www.elyrics.net/read/t/tracy-chapman-lyrics/reden-von-revolution-lyrics.html

Auf diesen Internetseiten findest du eine Reportage des Wochenmagazins „Der Spiegel" über den Aufstand in Soweto und weitere Artikel und Fotos:

http://www.spiegel.de/panorama/aufstand-in-soweto-der-tag-an-dem-hector-pieterson-starb-a-421569.html

http://www.spiegel.de/einestages/soweto-aufstand-1976-der-anfang-vom-ende-der-apartheid-a-1097555.html

Die Bewegung „Black Consciousness“

Als Anfang der 70er Jahre fast die gesamte ANC-Führung inhaftiert worden oder ins Exil ausgewichen war, fand der Medizinstudent Steve Biko vor allem bei Jugendlichen großen Zuspruch. Seine Aussage: „Schwarz sein ist keine Frage der Hautpigmente, sondern des Bewusstseins.“, motivierte viele, der Bewegung „Black Consciousness“ (Schwarzes Bewusstsein) beizutreten. Biko wurde auch zum Kopf der Schülerunruhen in Soweto. Er wollte den Schwarzen ihr Selbstwertgefühl zurückgegeben und ihren Willen zum Widerstand stärken. Wegen „geistigen Aufstandes“ wurde er aus seiner Stadt verbannt und musste sich jeden Tag bei der Polizei melden.

Biko starb mit nur 31 Jahren am 12. September 1977 in einer Gefängniszelle in Pretoria. Die Polizei behauptete, er sei an seinem Hungerstreik gestorben. Tatsächlich starb er an schweren Schädelverletzungen, die ihm in der Haft durch Polizisten während der Folter beigebracht worden waren.

Einige seiner bekanntesten Sätze:
„Schwarz sein ist keine Frage der Hautpigmente, sondern des Bewusstseins.“
„Es ist besser, für eine Idee zu sterben, die leben wird, als für eine Idee zu leben, die sterben wird.“
„Warum nennt ihr uns schwarz? Sind wir nicht eher braun? Warum nennt ihr euch weiß? Seid ihr nicht eher rosa?“

Immer mehr Jugendliche und Studenten beteiligten sich am Widerstand der Bewegung „Black Consciousness“.

Die beiden wichtigsten Organisationen ANC (African National Congress) und Pan Africanist Congress of Azania (PAC) führten ihren „bewaffneten Kampf“ aus dem Untergrund heraus und forderten auch das Ausland auf, einen Wirtschaftsboykott gegen südafrikanische Waren zu verhängen.

Immer wieder wurden Freiheitskämpfer („Speer der Nation“) verhaftet, im Rivonia-Prozess wurden gegen Oppositionsführer des ANC 1963 lebenslange Haftstrafen verhängt.

Die Polizeimaßnahmen wurden verschärft. Die Gewaltspirale drehte sich immer rascher: Anschläge auf Restaurants, auf Einkaufszentren und weiße Einrichtungen kosteten viele Opfer. Einige schwarze Organisationen verübten sogar gegeneinander Anschläge, viele Unschuldige wurden ermordet. Es herrschten Zustände wie in einem Bürgerkrieg der Schwarzen gegen die Weißen, wobei sich zunehmend mehr Weiße für die Rechte der Schwarzen als gleichberechtigte Mitbürger einsetzten. Immer mehr ausländische Staaten boykottierten zudem südafrikanische Waren, die gut laufende Wirtschaft geriet in die Krise, die Europäische Union sprach Wirtschaftssanktionen aus.

1986 musste der Staatsnotstand ausgerufen werden. Die Apartheid war gescheitert und hatte das reiche Land an den Rand des Ruins und des Abgrunds geführt.

Von der Apartheid zum demokratischen Südafrika

1989 wurde F. W. de Klerk neuer Staatspräsident. Er war ein überzeugter Verfechter der Apartheid. Aber ihm war klar, dass der Bürgerkrieg beendet werden musste und dazu Gespräche mit der Opposition unumgänglich waren. Er hob das Verbot der Freiheitsbewegungen auf und ließ politische Gefangene, darunter auch Nelson Mandela, frei.

Zum ersten Mal verhandelten 1990 Schwarze und Weiße gemeinsam über die Gestaltung ihres Landes. De Klerk nahm schwarze und farbige Minister in sein Kabinett auf, um Reformen einzuleiten. Die Rassentrennung wurde aufgehoben. Farbige und Schwarze erhielten das gleichberechtigte Wahlrecht. De Klerk wollte das Land reformieren, der Zusammenbruch der Vorherrschaft der Weißen war jedoch nicht mehr aufzuhalten.

Am 10. Mai 1994 gewann der ANC mit 62% der Stimmen die Wahlen. Präsident wurde Nelson Mandela, Thabo Mbeki und F. W. de Klerk seine beiden Vizepräsidenten. In einem Prozess, der 1956 begann und erst 1961 eingestellt wurde, sollte Nelson Mandela zusammen mit 155 weiteren Oppositionsführern wegen Landesverrats zum Tode verurteilt werden. Von 1964 bis 1990 war er inhaftiert!

Mandela und de Klerk erhielten 1993 in Oslo gemeinsam den Friedensnobelpreis.

In der zweiten Wahl 1999 baute der ANC seine Mehrheit aus, Thabo Mbeki wurde zum Nachfolger Mandelas. Die Nationale Partei (seit 1998 New National Party) verlor vollständig ihren Einfluss. Auch die jetzige Regierung bezieht die Oppositionsparteien im Parlament ein und versucht, mit ihnen gemeinsam Entwicklungsprogramme für das Land zu gestalten, um die nationale Einheit zu stärken.

Der Umgang mit der Vergangenheit

Nach seiner Wahl sprach Präsident Nelson Mandela die Vergangenheit an und wie die Zukunft nach den gewaltsamen Auseinandersetzungen von Schwarz und Weiß gestaltet werden sollte.

> Er kündigte an:
> *„Wir werden eine Gesellschaft errichten, in der alle Südafrikaner, schwarze und weiße, aufrecht gehen können, ohne Angst in ihren Herzen, in der Gewissheit ihres unveräußerlichen Rechtes der Menschenwürde – eine Regenbogennation im Frieden mit sich selbst und mit der ganzen Welt."*

Der Unterdrückung in der Apartheid waren viele zum Opfer gefallen. Die gewaltsamen Auseinandersetzungen im Widerstand gegen die weiße Vorherrschaft brachte Gewalt, Brutalität und viele Tote mit sich. Auch unter den Schwarzen gab es Ausschreitungen und grausame Kämpfe zwischen einzelnen Gruppen mit vielen Opfern.

Südafrikas neue „Regierung der Nationalen Einheit" suchte nach einem Weg des Umgangs mit der Vergangenheit. Einerseits wollten viele keine Generalamnestie, die alle Verbrechen straffrei stellen würde, aber auch Prozesse in der Art der Nürnberger Prozesse im Nachkriegsdeutschland zur Ahndung von Verbrechen wurden abgelehnt. So schufen Parlament und Regierung eine „Wahrheits- und Versöhnungskommission" unter dem Vorsitz von Erzbischof Desmond Tutu. Das Ziel: „Vergeben, aber nicht vergessen". Die Kommission sollte innerhalb von zwei Jahren (1996–98) Opfer und Täter von groben Menschenrechtsverletzungen anhören und aus den Aussagen ein Bild der Verbrechen der Jahre 1960–94 erstellen. Einsichtige und geständige Täter sollten begnadigt, Opfer rehabilitiert und entschädigt werden. Zwei Jahre lang wurden über 22 000 Fälle von Personen und Familien, nicht nur „kleiner Leute", sondern auch die von Prominenten, von Regierungsmitgliedern und von hohen Beamten untersucht. Viele Gräueltaten kamen an die Öffentlichkeit. Diese erfuhr auch, dass die Regierung an die Inkatha Waffen geliefert hatte, um die „black-on-black-violence", die Gewalt Schwarzer gegen Schwarze, zu schüren und den gemeinsamen Widerstand der Schwarzen zu schwächen.*

Im Jahre 2003 legte die Kommission ihren Abschlussbericht vor, die über 22 000 Fälle jedoch dokumentierten nur einen Bruchteil der Verbrechen, die begangen wurden. Viele Verbrechen und Gewalttaten blieben ungeklärt, viele Täter konnten sich der Verantwortung entziehen, als die Arbeit der Kommission eingestellt wurde. Die Vergangenheit hat auch hier eine lange Zukunft, bis Schwarze und Weiße den Traum der Regenbogengesellschaft verwirklicht haben werden.

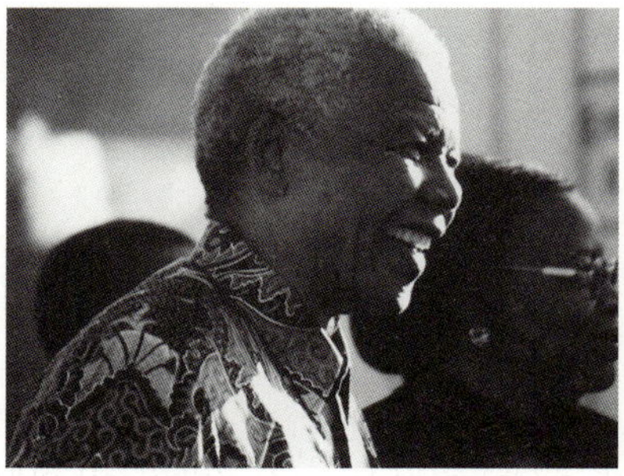

Nelson Mandela Foto: N. Kähne

Ruth Weiss

SÜDAFRIKA HEUTE:

Mandelas Erbe und seine Erben

OKTOBER 2016. Mandela? Richtig, da war doch was – ein großer Mann, der nach 27 Jahren Haft Frieden, nicht Rache, wollte, der zur Ikone wurde, einer der zu bewundern, verherrlichen, bejubeln war. So denkt man, sollte man Südafrika einen gelegentlichen Gedanken schenken.

Das war 1994, als das Land seine ersten demokratischen Wahlen feierte und Nelson Rolihlahla Mandela zum ersten schwarzen Präsidenten wurde. Mandela, in eine königliche Familie geboren, der Ratgeber seines Königs werden sollte, wurde Rechtsanwalt und Kämpfer für alle Südafrikaner: Er und seine African National Congress (ANC) Partei setzten sich mit anderen für Gleichheit, Freiheit und Brüderlichkeit ein.

Sie hatten keine andere Wahl: 46 Jahre vor 1994 war ein rassistisches, unfaires System der gesetzlichen Rassentrennung (genannt Apartheid) eingeführt worden. Missachtung der dunkelhäutigen Menschen von Seiten der Europäer, die bis 1994 die Regierung bildeten, bestand seit deren Ankunft im 17. Jahrhundert am Kap der Guten Hoffnung, wie die ersten niederländischen Siedler dieses nannten.

Diese langen Jahrhunderte sind nicht in 22 Jahren aufzuholen.

Mandela war ein Höhepunkt, den seine Nachfolger nicht erreichen konnten – sie enttäuschten zum Teil. In den er-

* Die Inkatha Freedom Party unter ihrem Führer Buthelezi verstand sich als Gegenpartei zum African National Congress (ANC) und rief 1989 zum Kampf gegen den ANC auf. Bei diesen Unruhen kamen fast 7 000 Menschen ums Leben. Die Unruhen hörten erst 1994 auf, als Nelson Mandela 1994 Buthelezi in die neue Regierung einband.

sten Jahren hat er in der Tat das Regierungsgeschäft geführt, danach überließ er es zum großen Teil seinem Stellvertreter und Nachfolger Thabo Mbeki, ein ernster Mann, doch etwas volksfremd. Er zerstritt sich mit seinem umstrittenen Stellvertreter Jacob Zuma, was erst zu Zumas Entlassung unter Korruptionsbeschuldigung, dann zu Mbekis Abgang und Zumas Präsidentschaft führte. Zuma war mehrmals in Skandale verwickelt, wird aber weiter vom ANC unterstützt.

Mandela gründete eine Wahrheits-/Versöhnungskommission, um die Verbrechen der Apartheidszeit aufzuarbeiten und Versöhnung zu ermöglichen. Er erbte eine weite Kluft zwischen dem Einkommen der Weißen und Nicht-Weißen. Von einer 40-Millionen-Bevölkerung hatten 23 Millionen keine Elektrizität oder hygienische Infrastruktur, 12 Millionen kein sauberes Wasser, 2 Millionen Kinder keine Schule, ein Drittel der Bevölkerung waren Analphabeten, die Hälfte lebte unter der Armutsgrenze mit 33 Prozent Arbeitslosigkeit.

Die wirtschaftliche Schieflage musste geändert werden, etwas, das noch nicht gelungen ist – wie gesagt, das ist innerhalb von 22 Jahren auch nicht möglich. Die neue Regierung ab 1994 versuchte, die Lage der Nicht-Weißen zu verbessern mit Häuser-, Schulen- und Klinikenbau, Verbesserung von Elektrizität, hygienischen Einrichtungen, sozialen Dienstleistungen. Ein 1994 vom ANC gegebenes Versprechen ermöglichte Tausenden, Land zurückzufordern, das durch das Landgesetz 1913 enteignet wurde.

Das Land ist sehr reich an Bodenschätzen, deren Förderung für 40–50 Prozent des Exports verantwortlich ist. Nur 2,4 Prozent des Bruttoinlandsprodukts stammen aus der Landwirtschaft, trotzdem ist Südafrika der drittgrößte Exporteur von Agrarprodukten global. Die Wirtschaft ist eine der leistungsfähigsten in Afrika neben Nigeria und Ägypten.

Heute leben fast 56 Millionen Menschen in Südafrika, davon sind 80 Prozent schwarz, 10 Prozent weiß, dazu gibt es die großen „farbigen" und indischen Minoritäten, sowie etwa sechs Millionen afrikanische Flüchtlinge. Die Kluft zwischen arm und reich ist weiter groß, obwohl es nun auch reiche Schwarze und ein Prozent arme Weiße gibt und eine sich entwickelnde Mittelklasse. Der Gini Koeffizient, mit dem die Einkommensverteilung gemessen wird (0 = perfekte Gleichheit, 1 = perfekte Ungleichheit), ist 0.65 verglichen mit Amerika 0.45, China 0.47, Brasilien 0.53.

Es ist schwer, die Ungleichheit auszubügeln, denn noch immer sind Millionen kaum ausgebildet.

Zur Zeit gibt es große Probleme. Die Arbeitslosigkeit beträgt etwa 35 Prozent, Korruption, beginnend mit der Regierungsebene, schwächt die Wirtschaft, dazu ist die Kriminalität, die sich in den 90er Jahren ausgebreitet hatte, noch immer sehr hoch. Das AIDS Profil ist das höchste global, 7 Millionen Menschen leben mit HIV, 48 Prozent der Erwachsenen nehmen Medikamente dagegen. Zudem gehen nur 13,6 Millionen Südafrikaner einer Arbeit nach, rund 13 Millionen sind Sozialhilfe-Empfänger.

Um die wirtschaftliche Benachteiligung der schwarzen Bevölkerung zu beenden, versucht die ANC-geführte Regierung im Rahmen eines Sonderprogramms, Stellen in der Verwaltung und den großen Industriekonzernen vermehrt mit schwarzen Bewerbern zu besetzen.

Trotz allem: Südafrika hat große Schritte in kurzer Zeit gemacht. Die zuvor ausgegrenzten und unterdrückten schwarzen Gemeinschaften haben eine wirtschaftliche Verbesserung zu verzeichnen.

Gefahren für die Entwicklung in Südafrika.

In Kapstadt und an vielen anderen Unis in Südafrika brachen im Oktober 2015 Unruhen aus, als die Studiengebühren erhöht wurden. 19 von 26 Universitäten mussten deshalb ihren regulären Lehrbetrieb zeitweise einstellen. Viele Zugehörige der kleinen südafrikanischen Mittelschicht, „the missing middle", verdienen nur wenig und können sich ein Studium kaum mehr leisten. Viele von ihnen haben ihren Glauben an den ANC und die Hoffnung auf eine gerechte Gesellschaft verloren.

Im November 2016 demonstrierten wegen anhaltender Korruptionsvorwürfe in Südafrika tausende Menschen gegen Präsident Zuma. „Es reicht!" und „Demokratie verteidigen!" skandierten sie und forderten vor dem Regierungssitz seinen Rücktritt.

Auch die Mandela-Stiftung kritisierte Zuma und die aktuelle Regierung. Sie warf ihm vor, seinen Einfluss für private Interessen zu nutzen, Millionen für seinen privaten Wohnsitz zu vergeuden und staatliche Institutionen zu schwächen. Das stelle eine Bedrohung für die Demokratie des Landes dar.

- **Recherchiere im Internet nach aktuellen wichtigen Ereignissen und Entwicklungen in Südafrika. Achte dabei insbesondere auf soziale Verbesserungen und die Entwicklung der Demokratie.**

Kreise schließen sich

RUTH WEISS (IHR NAME NACH IHRER EHE MIT DEM JOURNALISTEN HANS WEISS) WIRD AM 26. JULI 1924 ALS RUTH LÖWENTHAL IN FÜRTH GEBOREN. NACH AUFENTHALTEN IN HAMBURG UND IN RÜCKERSDORF BEI NÜRNBERG KEHRT DIE FAMILIE 1933 NACH FÜRTH ZURÜCK.

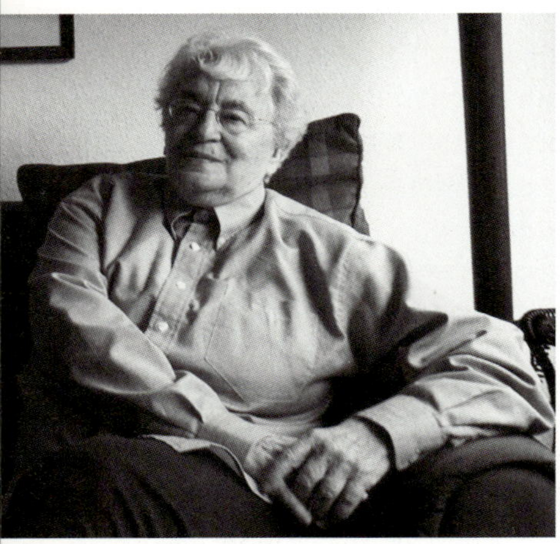

„Zwei Dinge werden immer mit mir sein: die Liebe meines Sohnes zu mir und meine zu ihm, und zu Afrika."

Ruth Weiss erinnert sich an ihre Schulzeit in Rückersdorf:

„Eigentlich fand ich es schön dort in der Schule. Wir waren alle zusammen in einem großen Raum, ich hatte viele Freundinnen und konnte meistens alle Fragen beantworten. Mein Heft ging reihum, zum Abschreiben. Das machte mir unheimlich Spaß; ich nehme an, es kam, weil ich sehr früh angefangen hatte, Lesen zu lernen. ...
Ja, aber dann kam der 30. Januar 1933, Hitler wurde Reichskanzler. Meine Eltern flüsterten, meine Mutter hatte rote Augen, aber sie sagte, alles sei in Ordnung, ich solle mir keine Sorgen machen, sonst käme ich zu spät zur Schule. Auf dem Weg dorthin ging ich immer am Sportverein vorbei. Am 1. Februar sah ich dort zum ersten Mal eine Fahne mit dem Hakenkreuz, und als ich vorbeilief, schrie mich jemand an.
Doch das war nicht so schlimm, ärger war es in der Schule. Ich ging auf meinen Platz und merkte zuerst gar nicht, daß ich allein war. Noch dachte ich, ich sei nicht zu spät, sondern zu früh, doch dann fing Reuter, unser Lehrer, an zu sprechen, und ich wußte, von nun an ist alles anders. Ich hatte keine Schulbankfreundin mehr, und die Kinder saßen alle zusammengedrückt weit entfernt von mir. Auch in der Pause blieb ich allein, die Mädchen standen flüsternd in einer Ecke, und die Jungen gingen mit ihren Händen in den Taschen umher und pfiffen. Es war alles etwas merkwürdig. Ich wollte heulen, aber das ging schließlich auch nicht. Ich hatte doch nichts, worüber ich hätte heulen können, oder? Als nächste Stunde kam Deutsch, und ich freute mich darauf, denn es war meine Lieblingsstunde, und ich hatte den Erlkönig auswendig gelernt. Reuter nahm meistens mich dran. Doch diesmal sah er meine Hand nicht, er sah mich überhaupt nicht, auch als ich einfach nur austreten wollte und deswegen meine Hand hochhielt."

Ruth Weiss, Wege im harten Gras. Peter Hammer Verlag, Wuppertal 1994. S. 16–17

Die Familie zieht nach Fürth, Ruth Weiss wechselt auf die Israelitische Realschule. Bald verliert der Vater seine Arbeit.

„Vorher passierten jedoch noch einige Sachen. Der Bruder meiner Mutter, mein Onkel Jakob, hatte in Nürnberg eine »Schickse«, eine nicht-jüdische Freundin. Als er sie eines Abends nach Hause brachte, wurde er überfallen und furchtbar zusammengeschlagen. Ich weiß nicht, wer ihn zu uns nach Rückersdorf brachte. Ich sah nachts, daß man ihn anschleppte und meine Mutter sich um ihn kümmerte. Kurz darauf ging mein Vater in den Wald, er wußte nicht, daß ich vom Fenster aus sah, was er in der Hand hielt: seinen Revolver. Er war Soldat gewesen, für Kaiser und Vaterland, daher hatte er noch diesen Revolver, den er in jener Nacht in einen nahen Teich warf. Das Eiserne Kreuz Zweiter Klasse nahm er mit nach Südafrika, meine Schwester fand es nach seinem Tod.
Später brachte man meinen Onkel über die Grenze, er wanderte nach Israel aus. Seine einzige Tochter lernte ich erst spät, in den 80er Jahren kennen."

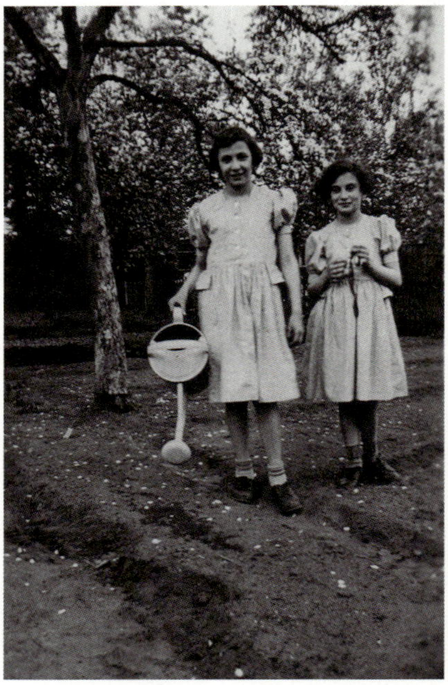

Ruth Weiss mit ihrer Schwester Margot, ca. 1934

Ruth Weiss, Wege im harten Gras. Peter Hammer Verlag, Wuppertal 1994. S. 18–19

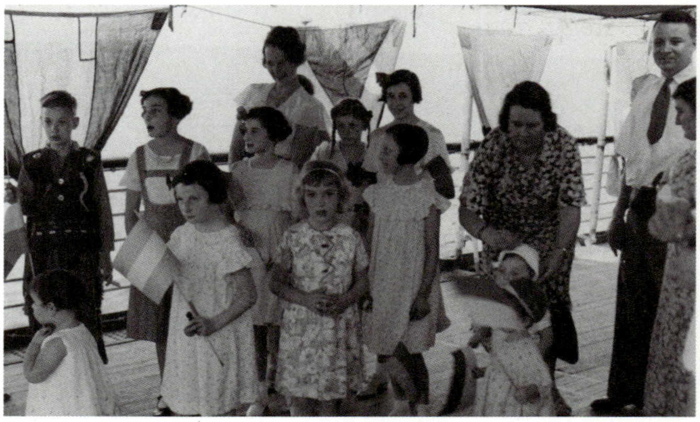

„Kinderfest auf der Tanganjika im Januar 1936 auf unserer Reise nach Südafrika" steht auf dem Foto. Es zeigt Kinder aus Holland, Frankreich, England, Dänemark und England bei einem Kinderfest.
Die 3. von links, mittlere Reihe, ist Ruth Weiss.

Ruth Weiss bezeichnet es im Nachhinein als Glück, dass der Vater schon 1933 seine Arbeit in Nürnberg verlor. Er erhielt das Angebot eines Verwandten aus Südafrika, für ihn zu bürgen. In einem Johannesburger Vorort gründete er eine neue Existenz, ein kleines Lebensmittelgeschäft.
1936 wurde die Familie Löwenthal wieder vereint, als die Mutter mit Ruth und Margot nach Südafrika emigrierte. Auch das stellte sich als glücklicher Zeitpunkt heraus: Schon 1936 wurden keine jüdischen Emigranten in Südafrika mehr erlaubt.

Der kleine Laden in Johannesburg kann die Familie gerade so ernähren. Schon bald macht Familie Löwenthal mit der Apartheid Bekanntschaft:

„Meine Mutter sollte auch im Laden arbeiten, so daß sie im Haushalt ein »girl« brauchte. Die Frau hieß Jenny, und als sie sich vorstellte, hatte sie ein kleines Kind in einem Tuch auf den Rücken gebunden. Das fanden wir ganz aufregend, außerdem hatte das Baby eine glänzende Haut und die wunderschönsten braunen Augen, die wir jemals gesehen hatten. Das Gespräch mit Jenny fand auf der Veranda statt. Sie löste das Tuch und breitete es, das Baby mit einer Hand haltend, auf der rotpolierten Veranda aus. Dann knieten meine Schwester und ich uns hin und spielten mit dem Kind, es strampelte vor Vergnügen, wie alle Kinder es nun mal tun. Meine Mutter hob es zuletzt auf und hielt es auf dem Arm, bis Jenny es wieder an sich nahm. Das war auch schon alles. Aber eine Stunde später hatten wir Besuch von vier Damen. Sie waren alle im Mantel und hatten Hüte auf, so wie ich sie später auch immer sonntags in die Kirche gehen sah. Sie sprachen langsam, auf Englisch, mein Vater kam aus dem Laden in das Haus, um zu dolmetschen. Sie sagten, sie seien jetzt schon gekommen, wenn wir auch erst zwei Tage in Johannesburg seien.
»Das ist sehr nett«, meinte meine Mutter. ...
Vater übersetzte, was die Damen meiner Mutter zu sagen hatten.
»Sie sind also früher als geplant gekommen, denn sie hätten gesehen, daß wir sehr fremd seien. Also, in fremden Ländern gibt es stets Sitten, die man nicht kennt.«
»Selbstverständlich wird es uns eine Ehre sein, diese Sitten kennenzulernen«, erwiderte meine Mutter.
»So? Dann wird wohl bald alles in Ordnung sein.«
»In Ordnung? Aber natürlich!«
Die Damen nahmen also an, wir wüßten, was sie meinten. Ich kam mit dem Tee. Es war still im Zimmer. Man saß auf zwei Stühlen, die mein Vater vom Vorbesitzer gekauft hatte, und auf zwei großen Kisten, die aus dem Laden kamen. Eine kleinere Kiste diente als Tisch.
»Was meinen sie denn? «, fragte ich meinen Vater. Er war verlegen, schließlich lebte er schon fast drei Jahre hier und wußte wirklich, worum es ging.
»Man faßt kein schwarzes Kind an«, sagte er, »das gehört sich nicht. Das ist hier ein Verstoß gegen die Sitten.«
Wieder Stille.
»Sie haben es verstanden«, sagte mein Vater zu unserem Besuch. Die Damen erhoben sich, der Tee war wahrscheinlich zu stark.
»Im Dorf durften die Schulbankfreundinnen auch nicht mehr mit mir spielen«, sagte ich, »das war dort gegen die guten Sitten.«
Meine Eltern widersprachen mir nicht. Sie haben sich überhaupt nicht mit den Apartheidsitten angefreundet, auch später nicht, als ich ihnen mit meinen radikalen Ansichten so manchen Kummer machte.“

Ruth Weiss, Wege im harten Gras. Peter Hammer Verlag, Wuppertal 1994. S. 41–43

So lernt Ruth Weiss früh, „dass es in Südafrika gleiches Recht für alle gibt, nur nicht für Schwarze, genau wie es in Fürth nur gleiches Recht für Arier gegeben hatte.“ Besonders nah geht ihr ein Ereignis mit ihrer Klassenkameradin Nelly. Mit dieser ist Ruth Weiss oft zusammen. Nelly kommt oft zu ihr nach Hause, sie lädt Ruth jedoch nie zu sich ein. Eines Tages erfährt diese, weshalb:

„Eines Tages bat Vater mich also, zu Nellys Mutter zu gehen, sie hatte versprochen, etwas abzuzahlen. Ich nahm einen Apfel für Nelly mit und klopfte. Es dauerte eine Weile, dann öffnete sich die Tür. Eine ältere Frau blickte mich an, eine »Farbige«, eine Mischlingsfrau vom Kap. Ihr Gesicht war tief durchfurcht, sie blickte mich fragend an. »Es tut mir leid, daß ich störe«, sagte ich. Weiter kam ich nicht. Plötzlich stürzte Nelly wie eine kleine Furie den Gang entlang, ich sehe noch heute, wie sauber poliert das Linoleum war, beinahe wäre sie ausgerutscht. Die alte Frau sagte nichts und verschwand. Nelly zog mich heftig am Arm, die Tür schlug hinter uns zu.
»Um Gottes Willen, Nelly ...«, stammelte ich. Sie schwieg, nahm mir die Rechnung aus der Hand und steckte sie in den schwarzen Faltenrock. Schweigend ging sie mit mir nach Hause. Zu meinem Vater sagte sie, ihre Mutter würde das Geld vorbeibringen.

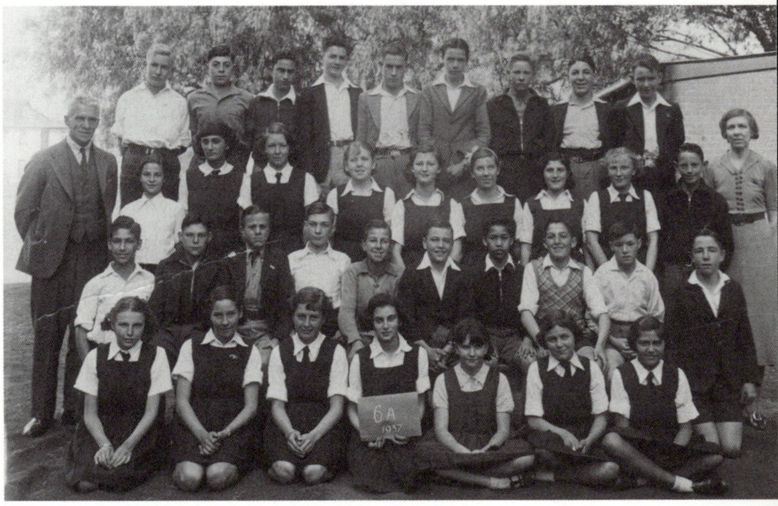

Ruth Weiss (mit Schild „6 A 1937“) in der Highschool.

Nelly durfte eigentlich nicht auf die Schule, da sei keine Weiße ist. Ihr Vater hat eine Farbige geheiratet, die wie eine Weiße aussieht. Die Großmutter, die Ruth antraf, war dunkelhäutig."

Ruth Weiss, Wege im harten Gras. Peter Hammer Verlag, Wuppertal 1994. S. 51

Am nächsten Tag ist Nelly nicht mehr an der Schule. Von den Klassenkameradinnen wird Ruth Weiss als „Kafferboetie" (afrikaanse Wort für »kleiner Bruder«) beschimpft, als jemand, die einen Schwarzen wie einen kleinen Bruder behandelt. Bald wird Nelly von ihrem Vater an der Schule abgemeldet. Die Familie zieht weg. Auch persönlich erlebt Ruth Weiss von Mitschülerinnen den Hass und die Verachtung gegenüber Farbigen und Schwarzen.

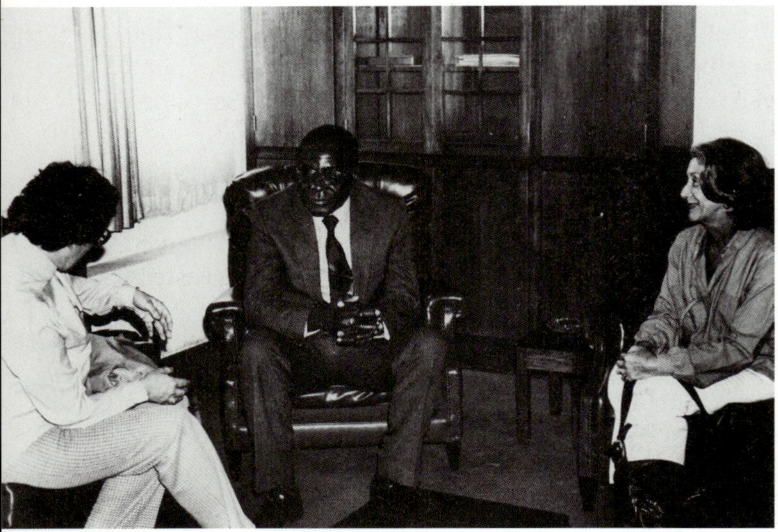

Das Bild zeigt sie zusammen mit ihrer Freundin Nadine Gordimer im Gespräch mit Robert Mugabe, seit 1980 Präsident des Landes.

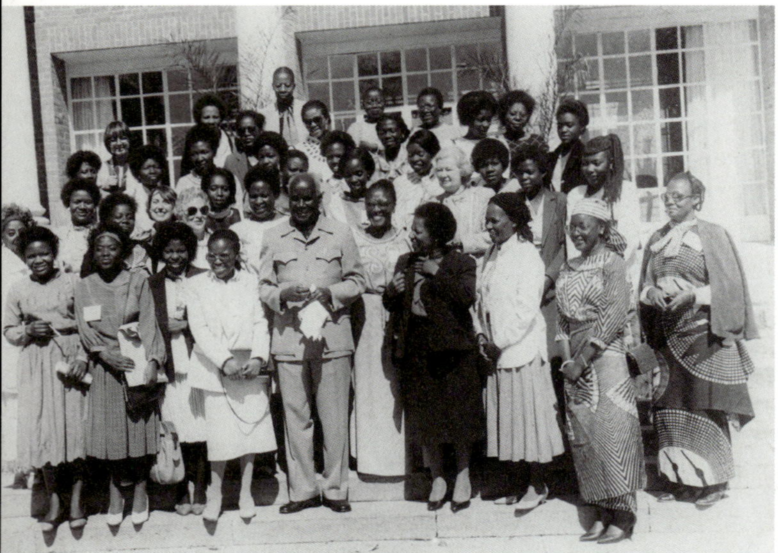

Ruth Weiss (2. Reihe) bei einem Medien-Seminar für Frauen in Lusaka, Juni 1985. Bildmitte erste Reihe: Präsident Kaunda

Ruth Weiss identifiziert sich mit den Problemen der Schwarzen. Ihre eigenen Erfahrungen, ihr Gefühl und ihr Gerechtigkeitssinn verbieten es ihr, sich wie viele Weiße in Südafrika in weißen Vierteln in eine selbstgerechte und arrogante Isolation zurückzuziehen.

Mit 16 Jahren engagiert sich Ruth Weiss im „Unabhängigen Kulturverein" in Johannesburg, wo sie auch ihren späteren Ehemann Hans Weiss, einen jüdischen Journalisten aus Berlin, kennen und lieben lernt. Von ihm erlernt sie das Handwerk zum Journalismus. Zwei Jahre arbeitet Ruth Weiss als Angestellte bei einem Rechtsanwalt. Danach arbeitet sie in Hans Weiss' Buchladen, anschließend arbeitet sie fast elf Jahre lang (mit einjähriger Unterbrechung in London) als Prokuristin bei einer Versicherungsgesellschaft. Dort ist sie für eine große Anzahl Mitarbeiter verantwortlich. Gleichzeitig arbeitet sie journalistisch mit Hans Weiss, der ab den frühen 50er Jahren für deutsche Medien aus Südafrika berichtet. In diesen Jahren wird das Unterdrückungssystem der Apartheid immer weiter ausgebaut. Als sie „nichtweiße Angestellte" entlassen soll, kündigt sie bei der Versicherungsgesellschaft. Der neue Aktionär, ein Bure, macht aus seinem Hass gegen Engländer keinen Hehl und teilt ihr mit, dass er Briten immer hassen werde. Sie ist erschrocken, sie kritisiert ihn. „Hass erzeugt nur neuen Hass" ist eine ihrer Grundüberzeugungen.

Ab 1960 wechselt sie vollzeitig in den journalistischen Beruf. Sie erarbeitet sich einen guten Ruf als Wirtschaftsjournalistin. Ob in Südafrika, Südrhodesien (später Simbabwe), Sambia, Großbritannien oder während ihrer Stationen auf dem „Festland Europa", stets informiert sie sachlich und kritisch über die Apartheid. Sie schreibt Reportagen, Bücher, leistet national und international Aufklärungsarbeit. Ihre Freundlichkeit und Offenheit lassen sie viele Kontakte und Freundschaften schließen. Ruth Weiss engagiert sich in Projekten gegen den Rassismus, unterstützt schwarze Frauen. Sie hört zu und schaut genau hin, was geschieht, sie berichtet, wie sich Länder um Südafrika herum verändern, wie die Befreiungsbewegungen an Einfluss gewinnen.

Mehrfach muss sie ein Land verlassen: Der Aufenthalt in Südafrika wird 1966 für sie zu gefährlich, der Geheimdienst sieht ihre Arbeit mit Misstrauen. 1968 muss sie als „persona non grata" (unerwünschte Person) Rhodesien verlassen, darf auch nicht nach Südafrika zurückkehren. Sie arbeitet in London, beim „Guardian" und beim „Investors Chronicle".

Die Liebe zu Afrika, ihr Engagement gegen Rassismus und vor allem ihre Aufgabe als alleinerziehende Mutter führen sie 1971 nach Sambia (früher Nordrhodesien) als Wirtschaftsredakteurin der „Times of Zambia" und Sambiakorrespondentin der Londoner „Financial Times". In Afrika kann sie ihren Sohn besser betreuen, als in London. Sambia war unter der Präsidentschaft von Kenneth Kaunda 1964 unabhängig von Großbritannien geworden.

Von 1975 bis 1978 lebt Ruth Weiss mit ihrem Sohn in Deutschland. In Köln ist sie „Chefin vom Dienst“ der Afrika-Redaktion der Deutschen Welle. Über die Station London zieht es sie wieder zurück nach Afrika.

1980 begleitet sie die Unabhängigkeit Simbabwes und organisiert das erste Medienseminar (finanziert von der Ebert-Stiftung) für das dortige Informationsministerium. Medienseminare für junge, schwarze Journalistinnen sind ihr ein Anliegen. Für europäische Journalisten und Abgeordnete begleitet sie Reisen und Begegnungen mit schwarzen Politikern der Befreiungsbewegungen. Es ist ihr wichtig, Menschen zusammenzubringen und sich aktiv in die Überwindung der Apartheid einzubringen.

Die Jahre nach 1982 werden zu bewegenden Erfahrungen für Ruth Weiss. In Harare, dem ehemaligen Salisbury, unterrichtet sie Wirtschaftsjournalistinnen. Sie erlebt die Euphorie des Landes mit, das sich nun Simbabwe – „großes Haus aus Stein“ – in der Sprache der Shona nennt.

In den nächsten Jahren folgen freie Aufträge als Journalistin, Gründung und Aufbau des „Southern African Economist“ und die Arbeit an verschiedenen Büchern und Filmen, verbunden mit Vortragsreisen und Seminaren in Europa zur Situation des südlichen Afrika.

Sie beteiligt sich weiterhin an Aufbauprojekten: 1989 beginnt sie für den „Cold Comfort Farm Trust“ in Simbabwe mit dem Aufbau eines neuen Forschungszentrums, dem „Zimbabwe Institute for Southern Africa“ (Zisa). Zisa hat die wichtige und damals geheime Aufgabe, einen Rahmen für weiße und schwarze Südafrikaner zu schaffen, damit sie sich informell treffen und über ein zukünftiges demokratisches Südafrika beraten können. Also eine Vorbereitung für die offiziellen Verhandlungen nach 1990 in Südafrika.

Im Juni 1990 besucht sie zum ersten Mal seit 1966 Johannesburg. 1994 ist ihr Besuch des Parlaments anlässlich des „Womens Day“ für sie ein bewegender Moment.

Ruth Weiss freut sich heute über die Freiheit in den Staaten Südafrikas, sie ärgert sich aber auch über die Einstellungen vieler Weißer, die mit ihren Dienstboten wie ehemals wohnen und sich wenig um die Gestaltung des Landes und die Unterstützung der unterprivilegierten Schwarzen kümmern. 1992 wohnt sie anlässlich eines Südafrikabesuchs als Mitglied einer Kommission des Weltkirchenrats in einer Township, einem Schwarzenghetto. Sie erlebt hautnah die Probleme der Menschen, Armut, Arbeitslosigkeit, fehlende Wasser- und Stromanschlüsse. Apartheid wirkt fort, sie wird die Zukunft des Landes noch lange bestimmen.

Enttäuscht ist sie auch über einige undemokratische Entwicklungen. So hat sich Mugabe, der Präsident von Simbabwe (ehemals Südrhodesien), zu einem Despoten entwickelt und darf deshalb nicht einmal mehr in die Europäische Union einreisen. Enttäuscht äußert sie sich auch über die Entwicklung in Sambia (ehemals Nordrhodesien), wo Präsident Kaunda bis 1990 diktatorisch seine Macht sichert, statt die Wirtschafts- und Sozialprobleme des Landes zu lösen.

Ruth Weiss zieht sich langsam aus der afrikanischen Politik zurück, 1992 zieht sie nach England, auf die Isle of Wight. Auf der Insel findet sie Entspannung. Zu einem vollständigen Altersrückzug wird dies jedoch nicht. Sie schreibt weiterhin Beiträge für renommierte Zeitungen und Magazine über die wirtschaftliche und soziale Situation im südlichen Afrika. Aus der Journalistin wird jedoch immer mehr die Autorin von Belletristik, der sogenannten „schönen Literatur“. Viel lieber schreibt sie heute Erzählungen und Romane, so wie „Meine Schwester Sara“.

Nach einigen Jahren in Lüdinghausen lebt Ruth Weiss in Dänemark.

Ruth Weiss wird oft gefragt, was ihre Heimat sei. „Weder Deutschland, noch Großbritannien, auch nicht Südafrika.“, antwortet sie darauf. Über ihrer Lesecouch hängt ein Bild, das eine Afrikanerin mit einem Kind zeigt; wenn sie von ihrer Terrasse aus in den Garten schaut, überkommt sie Heimweh nach Afrika. Heimweh nach der Weite und Schönheit dieses Landes, Heimweh nach den Menschen dort.

Ihr jüdischer Glaube war ihr immer eine Heimat. Gerne erinnert sie sich an ihre Kindheit zurück, an das Anzünden der Schabbat-Kerzen, an die Gemeinschaft und die Feste in ihrer Familie, an ihren Großvater, in dessen Druckerei auch Thoren gedruckt wurden, in welcher sie das Lesen lernte. Sie freut sich, dass sie als Frau in der kleinen Synagoge von Selm-Bork aus der Thora vorlesen darf.

In ihren Lesungen verbindet Ruth Weiss gerne die Themen Südafrika und Verfolgung der Juden in Deutschland. Aus ihrem Jugendbuch „Der Judenweg“ trägt sie vor, wie Daniel Löw als einer der vielen armen Juden ohne einen Schutzbrief nach dem Dreißigjährigen Krieg sein Leben auf der Straße fristen muss. In der Überwindung der Ausgrenzung und des Herrenmenschendenkens sieht sie große Herausforderungen für heute.

Wer sie dabei erlebt, versteht, weshalb schwarze Frauen sie „ihre Schwester“ nannten. Eindringlich, aber sanft stellt sie sich den Fragen. Sie ist interessiert, sie hört zu, was die Menschen heute berührt. So entsteht ein Meinungsaustausch über das Leben von Juden heute in Deutschland, Gespräche über Antisemitismus und zunehmende Intoleranz und Gewaltbereitschaft. Ruth Weiss vermittelt dem Publikum ihre reiche Lebenserfahrung: „Ich lernte, dass alle Menschen gleich sind, dass alle gleiche Rechte haben. Ich lernte, dass es grundlegend ist, die vielfältigen Verschiedenheiten von Kulturen zu respektieren.“ Sie macht Mut, sich gegen Intoleranz und Gewalt zu stellen, sich einzusetzen für Gerechtigkeit, Toleranz und Offenheit.

Bei ihren Lesungen trifft sie fast immer auch Brüder und Schwestern aus Südafrika, die mit ihr Erinnerungen austauschen und über Südafrika sprechen. Die Vergangenheit hat eine lange Zukunft.

Im Juli 2010 wurde eine Realschule in Aschaffenburg in „Ruth-Weiss-Realschule" umbenannt. Im Dezember 2014 erhielt Ruth Weiss das Bundesverdienstkreuz 1. Klasse.

Ruth Weiss' Leben wurde von zwei Ereignissen bestimmt, die das 20. Jahrhundert entscheidend prägten: vom Rassismus und Faschismus in Europa und dem Rassismus in Afrika. Das ZDF interviewte sie deshalb 1980 als „Zeugin des Jahrhunderts". Ihre Lebensgeschichte kann man in ihrer Autobiografie „Wege im harten Gras" nachlesen.

Ruth Weiss, Wege im harten Gras. Erinnerungen an Deutschland, Südafrika und England. Neu überarbeitete Autobiographie, Verlag Edition AV.

Ruth Weiss
Erinnern und Erinnerung

Erinnerung: Das ist der Kern der Geschichte des Erzählers in „Meine Schwester Sara". Jo, Saras ältester Bruder, wird unerwartet an seine adoptierte Schwester erinnert, als er alte Dokumente durchforstet. Aufgerüttelt verbringt er einen ganzen Tag mit seinen, zum Teil unangenehmen, Erinnerungen, denkt nach, liest Briefe, Akten, unterhält sich mit Geschwistern und Dienstboten. Am Ende des Tages ist für ihn Saras und seine eigene Geschichte erneut lebendig geworden.

Und wie ist das für den Leser? Als ich hörte, dass das Buch als Jugendbuch betrachtet wird und danach, dass Schulklassen sich damit befassten, dachte ich darüber nach. Können Jugendliche etwas mit Erinnerung anfangen? Ist das Erinnern nicht etwas für alte Menschen – wie eben Johannes Petrus Leroux? Junge Menschen haben keine Vergangenheit, dachte ich. Jugendlichen steht die Zukunft offen, darauf sollen sie ihr Augenmerk richten und tun es auch. Außerdem fragte ich mich, was deutsche Jugendliche mit der Politik eines ihnen fremden Landes, mit Ungerechtigkeit der Rassenvorurteile, anfangen könnten. Schon auf den ersten Seiten kommen fremde Namen vor – Rhodesien, Simbabwe, Pretoria, Harare ... Und: Könnten Jugendliche begreifen, dass ich versuchte zu verdeutlichen, dass Ungerechtigkeit, ob Antisemitismus, Rassenvorurteile oder Fremdenhass, gleichmäßig verletzend ist?

Doch als ich die ersten Berichte von Lehrern erhielt, die ersten Bemerkungen von Schülern zugeschickt bekam, schämte ich mich, der Jugend so wenig zugetraut zu haben. Der Rückblick eines alten Menschen auf sein Leben wurde kaum wahrgenommen, auch nicht die turbulenten Zeiten, die er durchlebt hat, beides wurde akzeptiert. Junge Menschen wissen wohl, dass es ein „gestern" gibt, das bereits „heute" zur Erinnerung geworden ist, auch wenn es ‚nur' um Kindergarten, erste Schulzeit, Auseinandersetzungen mit Geschwistern, Freunden oder Eltern geht. Erinnerungen, die hat jeder. Also interessierten sich die jungen Leser vor allem für Sara und ihr schweres Schicksal, für ein Kind, das vom Vater abgelehnt, von den Geschwistern

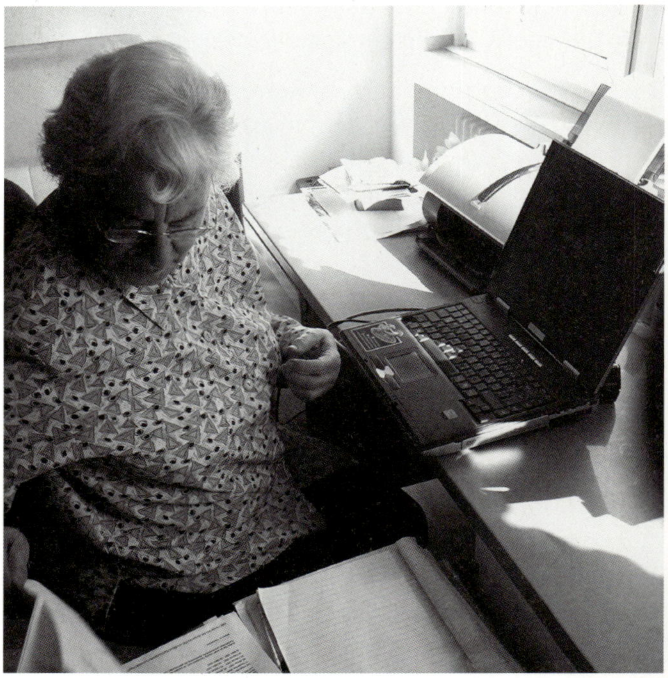

misshandelt worden war. Sie verstanden Saras Rebellion, auch wenn ihnen die politischen Umstände in einem fremden Land nicht bekannt waren, genau wie sie die Zuneigung zwischen Jo und Sara verstanden.

Die jungen Leser verstanden die Ungerechtigkeit. Das freute mich. Auch wenn ich mir weitere Fragen stellte, wie etwa die über die Jahrzehnte hallende Warnung gegen das Vergessen der unheimlichen Verbrechen der Nazizeit des 20. Jahrhunderts. Ein junger Mensch des 21. Jahrhunderts hat damit wenig zu tun. Seine/ihre Groß- oder Urgroßeltern, die diese Zeit noch erlebt hatten, hatten die Erinnerung sofort danach so gut wie abgeschaltet, hatten sich in die Tagesarbeit, in Routine gestürzt; was geschehen war, war vorbei, das Leben musste weitergehen, so wie Jos Leben nach Sara weitergehen musste. Aber die Schicksale der zig Millionen, die, wie das von Sara, von diesen zwölf Jahren beeinflusst wurden, schlugen dermaßen überall hohe Wellen, dass trotz des bewussten Begräbnisses der Erinnerungen, diese doch präsent waren. Nicht nur die Mörder und überlebenden Opfer waren noch anwesend in der